アンソニー・バック／ロバート・アーノルド／ジェームス・タルスキー［著］

メリーランド大学医学部 老年・緩和ケア科 **植村健司**［訳］

米国緩和ケア医に学ぶ 医療コミュニケーションの極意

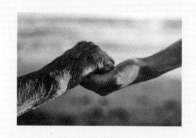

Anthony Back
Robert Arnold
James Tulsky

Mastering Communication with Seriously Ill Patients
Balancing Honesty with Empathy and Hope

中外医学社

MASTERING COMMUNICATION WITH SERIOUSLY ILL PATIENTS

by

Anthony Back, Robert Arnold, James Tulsky

Copyright © Anthony Back, Robert Arnold and James Tulsky 2009
All Rights Reserved. Authorised translation from the English language edition
published by Cambridge University Press
Japanese translation rights arranged with Cambridge University Press.
through Japan UNI Agency, Inc., Tokyo

推薦文

　本書を読みながら，医療におけるコミュニケーションに関する私自身の経験や記憶が走馬灯のように頭を巡りました．そもそも，「訳者の序」に記述されている植村健司先生の経験や思いに共感するところから，本書への興味が掻き立てられました．

　私は1981年から3年間，ボストンのCambridge Hospitalで内科のクリニカル・フェローとして勉強する機会を持ちました．この時，まさに植村健司先生と同様，「医療におけるコミュニケーションについて学ぶことの重要性を認識し，米国で学んだノウハウをわが国に紹介し導入したい」との思いを抱きました．

　フェローになって間もなく，医療人類学者で精神科医のArthur Kleinman先生のPsychosocial Roundが毎週水曜日に行われることになりました．初日の自己紹介では，レジデントとフェロー全員が病気や医療に関する幼少時からの経験，医師や医療者に対する家族の考えなどを述べるよう求められました．医療や医師に対する考え・印象が，われわれ医師の間でも，心理の深いところではかなり異なることが示されました．さらに，Kleinman先生は，台湾と米国でのうつ病患者を対象とした研究に基づき，同じ病気でも文化が異なれば，患者さんによって症状の表出や医療に求める内容が大きく異なることを説明されました．このエピソードをもとに，私はKleinman先生の論文や著作を読み漁り，先生が提唱されたExplanatory Modelを解釈モデルと翻訳し，わが国の医学教育の現場や内科診断学・内科書などで紹介してまいりました．

　当時のもう一つの記憶に深く刻まれた経験は，医学生やレジデントの医療面接の様子を，患者さんからの了承を得たうえでビデオに撮り，その後，ビデオをプレイバックしながら，指導医からフィードバックするセッションへの参加でした．医学生やレジデントの発した言葉の適切性，患者の質問や表情の意味するところなど，内科スタッフ，とくに内科と精神科両分野の専門医資格を有するSusan Block医師のきめ細かなフィードバックは見事なものでした．

　また，当時の同僚William Zinn医師が，患者とのインタビュー中に医師の心に起こる湧き上がる感情は患者の感情を反映するもので，診断的価値があるとい

う論文を1988年のJAMAに掲載したことも思い出します．彼とは，われわれ医師自身の心をCalibrationしておかなければ，患者さんの微妙な感情を捉えられないと何度も話をしたことが強く記憶に残っています．

　大きく時間が飛んでしまいますが，2017年3月20日のことです．誤嚥性肺炎を繰り返され，嚥下機能が著しく低下していた日野原重明先生に，先生ご自身が経管栄養を希望されるかどうか，ご自宅でのケアを希望されるかどうか，ご家族や看護師立会いの下，私から尋ねました．先生のご意思確認の日時は約1週間前に決定したため，この時こそ，診療上の難しいテーマについて話をするときの準備 ── どのような言葉を使ってどのような順番で話すのか，何よりも恩師日野原先生の生命にかかわる重大な局面で私自身，心を平静に保てるかどうか ── の必要性を感じたことはありませんでした．

　2018年4月現在，厚生労働省において，卒後臨床研修制度上の到達目標の見直し作業が行われています．2020年4月から適用される予定ですが，研修医に獲得してほしい9項目の資質・能力の一つがコミュニケーション能力とされています．臨床現場での優れたコミュニケーション能力の重要性がますます広く認識されつつあります．

　そのような状況下，医療現場におけるコミュニケーションの「具体的な実践方法」と「具体的な学び方」の教科書が必要とされていて，本書の出版はまさに時宜を得ているといえます．「具体的な実践方法」と「具体的な学び方」をこれほど読みやすくわかりやすく，そして記憶に残りやすいフォーマットで記述した本に，私はこれまで遭遇したことがありません．植村先生の能力とご努力が反映されてのことだと思いますが，本書は翻訳書であることを意識させないくらいのこなれた日本語に変換されていることにも驚きました．

　多くの医師，医療者が本書を手に取り，診療現場，とくに苦手意識や緊張感を伴う難しいコミュニケーションの場で活用されれば，わが国の医療のレベルアップにつながるものと信じます．

　本書を強く推薦する次第です．

2018年4月

聖路加国際大学学長，聖路加国際病院院長

福井次矢

訳者の序

　この本との出会いは，今から3年前のことでした．ニューヨークで内科レジデントとして働いていた私はその日，マウント・サイナイ病院から新しく派遣されてきた緩和ケア医のRachel Adamsと共に，ホスピス病棟の回診を行うことになりました．そこに入院中のほとんどの患者さんには死期が迫っており，私には何と声をかけたらよいのかわかりませんでした．しかし，Dr. Adamsは違いました．彼女はたくみな言葉がけによって，患者さんや家族の心をみるみる開いていきました．そして驚いたことに，半分以上の患者さんや家族がたった数分間の回診中に泣いてしまったのです．しかもそれは悲しい涙ではありませんでした．彼女の言葉によって「感情を見せてもいいんだ」と安心したことによる涙だったのです．さらに回診の最後の部屋には，夫に薬の副作用が起きたために激昂している婦人がいたのですが，ここでもまた，Dr. Adamsの数言によってたちどころに彼女の怒りがおさまっていきました．そして私たちが部屋を出る頃には，「ホスピスに来て本当によかったです」と口にするほどに婦人の態度が一転してしまったのです．彼女の言葉はまさに魔法でした．そして回診の後に「魔法」の秘密を尋ねた私に手渡されたのが，この元本である"Mastering Communication with Seriously Ill Patients"だったのです．

　私は日米両国で医学教育を受けてきましたが，重病患者へのコミュニケーションに関する教育は，その時までほぼ皆無でした．そのため日本にいる時から，悪い予後などの「重い話」をすることを無意識的に避けていました．アメリカに来てからはさらに英語ですから，それは恐怖でしかありませんでした．しかしこの本に出会ってからは，少しずつその恐怖が和らいでいったのです．話の全体像が見えるようになり，どのような状況で，どのようなことを言えばいいのかがわか

るようになっていきました．泣き崩れる患者さんに対してうろたえることが少なくなりました．そして嬉しいことに「こんな風に話してくれる医者に会ったことがない」と言われるようになりました．その変化は明らかでした．

　医療コミュニケーションに置けるトップランナーである三人の緩和ケア医（うち Dr. Back は腫瘍内科医でもある）によって書かれた本書は，米国内で非常に高い評価を得ています．それは実践的なアドバイスで溢れており，コミュニケーションを自己トレーニングできるように構成されています．その内容は非常に斬新ですから，みなさんの今までの常識が大きく覆されることでしょう．また本全体に患者さんに対する深い思いやりが満ちており，著者らの人間力の高さに感服せずにはいられないはずです．本書の内容を実践していくことで，自分のコミュニケーションが，そして医療のプロとしての姿勢までもが変わっていくでしょう．そしてもう，「重い話」から逃げなくてよくなるのです．

　本書は必ず日本の皆さんにも役立つはずだとの思いで，自ら志願し，ここまで翻訳を進めてきました．現代の医療では医療技術が複雑化するあまり，ともすると本来中心であるべき患者さんが置き去りになってしまい，誰のための医療なのか見えなくなってしまう危険性があります．本書のコミュニケーション技術によって各々の「大切にしているもの」が明らかにされ，その結果，一人でも多くの日本の患者さんに，価値観に沿った真の患者中心医療が提供されるなら，それは訳者として望外の喜びです．

　最後に，多くの助言を下さった亀田総合病院疼痛・緩和ケア科の関根龍一先生，米国日本人医師会を通じて寛大な援助をくださった村瀬悟様，そして編集校正を頑張ってくださった中外医学社の興石祐輝さんに深く御礼申し上げます．

　　　2018 年春　ニューヨークにて
　　　　　　　　　　　　マウント・サイナイ病院　老年病・緩和ケア科
　　　　　　　　　　　　　　　　　　　　　　　　植村健司

序

　重い病気の患者さんを相手にする時，医師は多くのコミュニケーション上の試練に遭遇します．医師が伝える悪い知らせに対して，患者さんや家族は悲しみ，絶望，怒り，拒絶などをもって反応することでしょう．この本では，そのような患者さんや家族との対話で生じうる，種々のコミュニケーションに関する課題を扱っています．すなわちそれらの課題とは悪い知らせを伝えること，緩和ケアへの移行，治療のゴールや心肺蘇生について話し合うこと，実存的・スピリチュアルな問題，家族ミーティング，医学的に利益が見込めないような治療，終末期における対立などを含みます．私たち，アンソニー・バック，ロバート・アーノルド，ジェームス・タルスキーの3人が，現存する研究結果や自分たちの実際の経験を織り交ぜながら，重篤な疾患にまつわる難しい会話を導くための枠組み（ロードマップ）を示していきます．あなた（臨床で活躍する医師やその他医療従事者）は，この本に示されているコミュニケーションの論理的原則と実践的なツールを学ぶことによって，コミュニケーション能力が高まり，仕事に対する満足度が向上し，さらに自分の仕事に新たなやりがいを見い出せるようになるでしょう．

著者紹介

アンソニー・バック（Anthony Back）はワシントン大学（シアトル）の内科教授（腫瘍学部門）であり，the Program in Cancer Communication at the Seattle Cancer Center Alliance and Fred Hutchinson Cancer Research Center のディレクターでもあります（訳者注：緩和ケア専門医でもある）．

ロバート・アーノルド（Robert Arnold）はピッツバーグ大学の内科教授（緩和ケア部門）であり，同大学における the Institute for Doctor-Patient Communication のディレクターでもあります．また米国ホスピス・緩和医療学会（American Academy of Hospice and Palliative Medicine）の元理事長でもあります．

ジェームス・タルスキー（James Tulsky）はデューク大学の内科教授（緩和ケア部門）であり，同大学における the Center for Palliative Care のディレクターでもあります（訳者注：2015年よりハーバード大学教授）．

米国緩和ケア医に学ぶ 医療コミュニケーションの極意 目次

- はじめに …………………………………………………………… i

第1章　あなたの技術を次の段階へ　5

- 試練 ………………………………………………………………… 5
- よりよいコミュニケーションは本当に役に立つのか ………… 7
- 本当にコミュニケーションを学ぶことができるのか ………… 9
- よいコミュニケーションはどのように役に立つのか ………… 11
- 私たちの考え ……………………………………………………… 12
- 大事な原則のロードマップ ……………………………………… 14
- 感情について一言 ………………………………………………… 16
- この本の使い方 …………………………………………………… 17

第2章　幸先のよいスタートを切る　22
――議題を決めることで土台を固める――

- よくある過ち ……………………………………………………… 22
- 鍵となる原則 ……………………………………………………… 26
- 医師側のゴール …………………………………………………… 27
- 議題を決めるためのロードマップ ……………………………… 28
- 信頼関係（ラポール）を築く …………………………………… 32
- 注意するべき状況 ………………………………………………… 34

i

第3章　悪い知らせについて話し合う
　　　　── 感情が高ぶっている時に ──

- 脳は生命への危険をどのように処理するのか………………………40
- 感情データを見過ごしてしまう………………………………………41
- なぜ苦労してまで感情を把握していくことが必要なのか…………46
- 鍵となる技術 ── 感情を認識して，それに対して反応する ………47
- 悪い知らせを話し合うためのロードマップ…………………………51
- なぜ医者は感情にもっと注意を払わないのか………………………59
- もしも家族が「本人には言わないでほしい」と言ってきたら……60
- 医療過誤について伝える時……………………………………………63

第4章　治療の選択について話し合う
　　　　──「どのような形で意思決定に関わりたいですか？」──

- 情報は諸刃の剣…………………………………………………………67
- 患者さんに情報を与えつつ，しかも圧倒しないようにする………68
- 患者さんに合った意思決定への参加…………………………………69
- どのように意思決定に関わりたいと思っているのかを話し合う
　ためのロードマップ……………………………………………………70
- 効果的な意思決定の補助法……………………………………………76

第5章　予後について話し合う
　　　　── やってもやらなくても難しい状況になってしまう ──

- 現実主義，楽観主義，そして逃避主義………………………………81
- 話し合う内容を交渉するためのロードマップ………………………82
- 詳しく知りたいという患者さんに対して……………………………84
- 知りたくないという患者さんの場合…………………………………93

- 相反する感情をもった患者さんに対して……………………………………… 101
- 家族が患者さんとは異なる種類や量の情報を聞きたいと
  言ってきた場合………………………………………………………………… 104
- 悪い予後は希望を打ち砕いてしまうのか………………………………… 105

第6章 フォローアップでのありふれた会話のなかで 108
── ささいなきっかけを活かす ──

- 固定観念に捕らわれない………………………………………………………… 108
- あなたの臨床経験を活かして患者さんを導くためのロードマップ…… 111
- 抗がん剤治療を終える日……………………………………………………… 113
- 治療に伴う長期的な合併症とともに生きていく…………………………… 116
- 自分の将来の計画を再度立てていく……………………………………… 119

第7章 家族ミーティングを行う 125
── 複数の人に対応するために，複数のことに気を配る ──

- 家族ミーティングが役立つ場面……………………………………………… 125
- 中立的な立場を築いていく…………………………………………………… 128
- 家族が患者さんに代わって判断を下す必要があるとき………………… 131
- 家族ミーティングを行うにあたってのロードマップ……………………… 135
- 家族ミーティングにおける困難な瞬間……………………………………… 141

第8章 意見の対立に対処する 147
──「誰が正しい」から「共通の利益は何か」へ──

- 対立から逃げるのではなく…………………………………………………… 147
- 意見の対立に気づく…………………………………………………………… 149
- どのようにすればうまく対立に対処できるのか…………………………… 150

iii

- 対立に対処するためのロードマップ……………………………… 151
- 他の医療者との対立は，患者さんとのそれとは異なる ………… 159
- 対立をめぐる話し合いがうまくいかなかった時………………… 162
- 相手が無礼である場合……………………………………………… 163
- 対立が解決困難な場合……………………………………………… 165

第9章　終末期医療への移行　　　　　　　　　　　　　169
――　不安と恐れに負けず，全体像へ目を向ける　――

- 治療方針の移行とは何か…………………………………………… 169
- 移行（transition）を話し合うためのロードマップ …………… 173
- 移行の話し合いに対する患者さんの反応の違い………………… 184

第10章　死について話し合う　　　　　　　　　　　　189
――　DNR オーダーと別れの言葉について　――

- 死をどのように語るかによって大きな違いが生まれる………… 189
- なぜ死ついて話し合うことはこんなにも難しいのか…………… 190
- 死について語るためのきっかけとして DNR オーダーを利用しては
  いけない…………………………………………………………… 191
- 「死を否定する文化」に対抗する ………………………………… 193
- 死の影の中で………………………………………………………… 195
- 心肺蘇生に関する意向について話し合うためのロードマップ
  （DNR について話し合う）……………………………………… 197
- 話し合いの例………………………………………………………… 200
- 二度と再会しないと思われる患者さんに「さようなら」を言う ……… 204
- 「さようなら」を伝えるためのロードマップ…………………… 206
- 会話の例……………………………………………………………… 210

第 11 章　あなたの技術をさらなる高みへ　215
　　　―― ロードマップの向こう側 ――

- 自分のストーリーを描いてみる ――仕事に意義を与えているもの …… 215
- 停滞したり，調子が乗らなかったりする日もある ……………………… 217
- 自分がどこでつまずき，何を避けようとしているのかを気づく
　ようにする ……………………………………………………………………… 219
- 感情インテリジェンスを磨いていく ………………………………………… 221
- コミュニケーションの達人とはどのような人なのか
　――あなたが目指す像 ………………………………………………………… 223

- ロードマップ一覧　……………………………………………………………… 227
- お礼の言葉　……………………………………………………………………… 233
- 原著参考文献一覧　……………………………………………………………… 235

- 索引 ……………………………………………………………………………… 239

はじめに

　がんが再発したのはあまりにも理不尽な仕打ちであると，涙ながらに訴えるP婦人に私は耳を傾けていました．そして，私はこう返しました．「そうですよね．それなのにあなたは大変礼儀正しい言葉遣いで，関心します．私だったら『くそったれ』って言ってやるところですよ」．同席していた腫瘍内科研修医は驚きの目を向けましたが，彼女は笑ってくれました．話し合いのあと，一緒に廊下を歩きながらその研修医はこう述べました．「あんな話し合いは今まで見たことがないです．彼女は落ち着きを取り戻したようでしたし」彼はそれまでの経験から，よくある，しかし誤った思い込みをしていたのです．医師は医学的な事実を述べることに徹し，患者さんの感情的な反応を最小限に抑え，客観的な距離を保つようにし，あとはただ，患者さんが悪い知らせをうまく処理してくれることを心の中で祈るのが正しいという．しかし私はそのうちのどれもやりませんでした．「先生の言葉はすごい効き目でした」そして彼はこう続けました．「一体どうやってやったんです？」その問いに対する答えが，この本に書かれています．

この本が想定している読者

　この本は重篤な疾患をもつ患者さんやその家族とよりよいコミュニケーションをとりたいと願っている医師のために書かれたものです．医師は，医学的・科学的な事実を説明し，臨床的な判断を下し，さらに重い病に対処できるように患者さんを導いていかなければならないのですから，多くの医師が患者さんとのコミュニケーションで悪戦苦闘するのも頷けます．この本はそのような医師たちの助けとなるように意図されています．患者さんとの時間をより有意義な物にし，仕事にもっとやりがいを見い出し，燃え尽き症候群にならないようにしたいと願っているような，ある程度臨床経験がある医師のための上級者コースのような

はじめに

ものだと思ってください．またこの本は，医師だけでなく看護師や，社会福祉士，その他臨床に関わり，患者さんとコミュニケーションをとる機会がある方々にも役立つことでしょう．

この本に書かれていること

　この本には，難しい会話を進めていくにあたってみなさんの助けになるような，様々なコミュニケーション技術と会話の枠組み（ロードマップ）が示されています．私たちは，多くの医学生，研修医，専門研修医，指導医などを教えてきた中で，彼らの多くが本当に素晴らしいコミュニケーションを実際に見たことがないか，もしくは会話がうまくいってもその理由を認識できたことがない，と考えるようになりました．コミュニケーション能力が達人レベルである医師たちの会話は，とても自然で，途切れなく，機敏であるため，一見すると簡単にみえるものです．しかし実際のところ彼らは，患者さんからたくさんの情報を集め，多くのコミュニケーション技術を用いながら，常時その身振りや言葉づかいを適切に変化させているのです．そして，そのようなコミュニケーションの達人に，あなたもなることができるのです．

この本はどのように役に立つのか？

　この本に示されている会話の技術やロードマップを日々の診療の中で使っていくことによって，あなたは「よりよい」コミュニケーション能力を身につけることができるでしょう．ここで「よりよい」とは具体的にどのようなことを指しているのでしょうか．それは，患者さんの現状をより明確に認識でき，彼らの心配事がよりわかり，あなたの提案がより強力になるということです．人々は自分の家族や友人のこともあなたに診てもらいたいと思うようになるでしょう．また医師の仕事として本当に大切なものは何なのかがより深く理解できるようになるでしょう．というのも，あなたは患者さんと，本当に大切なものについて話し合うようになるのですから．そして，あなたのコミュニケーション能力が磨かれるにしたがって，あなたは「よりよい」医師になることができるのです．

はじめに

この本ができた経緯

　これまでの8年間，私たちは腫瘍内科の専門研修医たちを対象に「オンコトーク（Oncotalk）」というコミュニケーションのための集中的なトレーニングを行ってきました．そして，その内容を作り上げていく過程で，コミュニケーションの鍵となる技術を教え，会話のロードマップを示し，そして実際にそれらを用いて会話を練習してもらうことが重要であると考えるようになりました．実際，数個の鍵となる技術を学んだだけで，参加者のコミュニケーション能力が見違えるほどに改善するのを何度も目にしてきました．トレーニングを受けた後に，患者さんと話す彼らは全く別人のようでした．彼らはトレーニングで学んだ技術によって，患者さんに対するアプローチの仕方や，感情への対処の仕方が変わったといいます．そして，これが最も大切なのですが，自分の仕事に対する姿勢も全く変わったといいます．

この本を書いた理由

　対応が困難な患者さんと向き合うことは，大きなストレスがかかるものです．相当な力量を要する悲劇的な場面に出くわした際に，いわゆる「普通」のコミュニケーション能力を用いようとすることは，3段ギアしかついていない自転車で高い丘を登ろうとするようなものです．命を脅かすような重篤な疾患を抱えた患者さんと向き合う時には，多くの人が十分だと思っているコミュニケーションの技術では実際には不十分であり，あなたも患者さんもそれによって傷ついてしまうものなのです．また，ある研究によれば医師は自分のコミュニケーション能力を過大評価する傾向にあります．逆に，自分のコミュニケーションにおける欠点を自覚している人でさえ，その欠点を改善できる自信がないといいます．しかし，この本では，そのコミュニケーション能力の改善が実際に可能なものであると示します．そう，この本によって，あなたはよりよいコミュニケーション能力を身につけることができるのです．この本では初めに，コミュニケーションの達人たちが患者さんや家族と話をする時にしている事は何なのかを示します．そして次に，あなたのコミュニケーション能力を向上させるためには，どうすればよ

はじめに

いのかを示します．つまり，個々の見習うべき技術を先に示し，それらの技術をどのように修得すればいいのかをお教えします．あなたのコミュニケーション能力が高いレベルに達し，本当に素晴らしいコミュニケーション能力とはこのような物なんだという実感を持ってもらえるようにしたいと考えています．

　私たちはこの本に書かれている助言を，可能な場合には，増え続ける文献に基づいて行うようにしました．しかし，鍵となる会話の技術やロードマップを読者のみなさんにわかりやすい形で示すことに，より重点を置きました．というのも，この本は何が知られていて何が知られていないのかということを論じた総説論文ではないからです．私たちのゴールは実践的なもの，すなわち，読者のみなさんのコミュニケーションをよりよいものにすることなのですから．

この本の構成について

　この本は実際の臨床の流れに沿って構成されています．すなわち医師が，生命を脅かすような重篤な病気をもつ患者さんと面談し（第2章），悪い知らせを患者さんに伝え（第3章），治療方針を決め（第4章），予後について説明し（第5章），ささいな会話を活かし（第6章），家族を交えて話し合いを持ち（第7章），意見の対立に対処し（第8章），終末期医療へ移行し（第9章），そして死ぬ事について話し合う（第10章）という流れになっています．さらに最終章（第11章）ではあなたのコミュニケーション能力が向上していく上でどのようなことを予期しておくべきか，そして実際に上達していく過程がどのようなものなのかについて説明します．また，私たちのワークショップで使用した実例の会話の断片を，個人を特定できないように少し変化させてですが，この本の適所に織り込んでいます．実際に難しい会話の中でどのような言葉を使っていけばいいのかを，みなさんに理解してもらうためです．

　最後に，コミュニケーション能力を上達させようとしているあなたを私たちは祝福したいと思います．というのも，何事も初めの一歩を踏み出すことがもっとも困難なものですが，あなたはこの本を手に取った事によって，その第一歩を踏み出したのですから．

第1章
あなたの技術を次の段階へ

試練

　二児の母親である患者さんに，大腸がんが再発していて，しかもそれが治癒不能であると告げる時．学校の教師である患者さんに，仕事を続けていくためには携帯酸素を持ち歩かなければならないと告げる時．慢性肝炎をもつ公認会計士の患者さんに，肝臓がんが検査で偶然見つかって，しかもそれは切除不能なものであるから，肝臓移植のリストから外れたと告げなければならない時．父親である患者さんに，心不全が進行しているためホスピスに行くことを薦める時．

　このような難しい内容の話をする必要がある私たちですが，そのやり方を学ぶ時は自分の経験と失敗から学ぶことが一般的です．しかも，たとえ長年の経験があったとしてもこのような，患者さんの人生を全く変えてしまうような知らせを告げなければならない時，私たちはやはり大きな深呼吸をして自分を奮い立たせてから会話に臨むものです．

　患者さんやその家族は，このような会話の内容をまるで昨日のことのようによく覚えているものです．医師に何と言われた

第1章　あなたの技術を次の段階へ

のか，その一字一句まで思い出すことができることもしばしばです．彼らは医師がそのような困難な場面にあたって，きちんと誠意と優しさと機知をもって対応してくれたのか，それとも専門用語を並べて煙にまこうとしたのかをよく覚えているものです．そして，それらの会話を終えて帰路につく自分が希望に満ちていたのか，それとも不安に満ちていたのかをよく覚えているものなのです．

　このような困難な会話をどのように扱うかによって患者さんとの信頼関係は強固なものにもなりますし，逆に壊れもします．医師の中にはこのような困難に果敢に立ち向かっていく人たちもいますが，逆にこのような話題を避けようとする人たちもいます．しかし，そのような話題を避けようとする医師たちも実は悪意からそうしているのではなく，ただそのような話題に対してどう対処したらいいのかを知らないだけなのです．彼らは自分が何か口を滑らせて誤った事を言ってしまうのではないかとか，患者さんや家族が泣き崩れたり取り乱したりするのではないかとか，多忙なスケジュールにも関わらずその会話を始めたことで長時間そこにとらわれるのではないかと心配しているのです．

　患者さんや家族に対して理想と現実，喜びと悲嘆，もしくは信念と疑念のバランスをとることについて語る時，あなたはどうしますか？ 困難な会話においてもっと自信をもって流れを作っていけたらと思う事はありますか？ 患者さんに「先生，どうして私が」と言われた時に言葉に詰まってしまったことがありますか？ 興奮した患者の息子さんと口論になってしまっ

たことがありますか？　もしもそうでしたら，この本こそあなたのために書かれた本なのです．

よりよいコミュニケーションは本当に役に立つのか

　正直な話をしましょう．私たちは研修医の時に，適切な検査や治療が最も大事なことであり，その他のことはあまり重要視しないように——暗黙の了解の中で——教わってきたのです．たしかに患者さんに親切にしてあげることはよいことです．しかし，指導医たちは1日の終わりに血液検査や画像検査，治療のことについては研修医に確認したでしょうが，患者さんに対して病気のことをわかりやすく説明したかはあまり問わなかったはずです．それはあたかも，コミュニケーションはサンデーアイスの上にのったチェリーのようなもので，あればあったでよいのですが，特段必要なものではないと言っているようなものだったのです．

　しかし，私たちは騙されていたのです．多くの研究がコミュニケーション能力は医師の仕事の中で大変重要で中心的なものであると示しています．よいコミュニケーションは患者さんが病気の状態に適応することを助け，痛みやその他の身体的苦痛を軽減し，治療へのアドヒアランスを上げ，治療に対する満足度も高めてくれます．逆に不十分なコミュニケーションは，効果の薄い治療が行われる可能性を高め，対立（conflict）が起こる危険性を増加させ，治療へのアドヒアランスも悪化させてしまいます．また，コミュニケーションの良し悪しが影響を与

えるのは患者さんだけではありません．実は医療従事者であるあなたにも影響を与えるのです．よいコミュニケーションは仕事におけるやりがいや，やる気の上昇に繋がります．よいコミュニケーションは仕事におけるストレスを減らしますし，燃え尽き症候群の予防，さらには医療訴訟の予防にも繋がります．逆に不十分なコミュニケーションはあなたのことを，まるで同じルーチンをこなし続ける機械になったような虚しい気持ちにさせるでしょう．

　最近の臨床現場で起きている変化によって，コミュニケーションの重要性はますます増してきています．インターネットが普及したおかげで，患者さんたちはどの時代にも増して医学に関する多くの情報にアクセスできるようになり，貪欲にそれらの情報を探し出してきます．しかしその一方で，医療技術の進歩によって，臨床現場における意思決定はますます複雑なものになってきています．患者さんはインターネットにおける医療情報を正しく解釈するために医師の助けを必要としますし，医師の臨床判断や臨床経験といった，インターネットでは得ることができないものを必要とするのです．したがって医師は患者さんの価値観や，希望や，優先事項といったものを膨大な医療情報の中に統合していく必要があるため，患者・医師間のコミュニケーションはより複雑で多角的なものになってきているのです．インターネットは確かに役に立ちますが，腕の立つ，思いやりのある医師に代わることはできませんから．

本当にコミュニケーションを学ぶことができるのか

　コミュニケーションについての講義を行う時，参加者からよくこのように言われます．「コミュニケーションは自分の経験から学ぶものであって，人から教わることなんてできない．その上，コミュニケーション能力が高い人は生まれつきそうだったのさ」．たしかにスタートの時点で，ある医師はその他の人たちに比べて優れたコミュニケーション能力をもっているかもしれません．しかし，コミュニケーション能力とは教育可能なものであり，逆に適切な教育を受けずに経験や失敗から学ぶだけでは，必ずしも上達するとは限らないものであると私たちは主張します．

　医師は経験年数を積むに従って，他の医師がどのように患者さんとコミュニケーションをとっているのかを見る機会が少なくなります．また彼らがコミュニケーションについての評価をもらうのはとってもよくできたときか，さもなければ非常にまずかったときのどちらかです．そのため，ほとんどの医師は自分のコミュニケーションのスタイルが知らず知らずのうちに固まってしまいます．このような習慣によるスタイルの固定は必ずしも悪いものではないかもしれません．というのも，決まったスタイルがあるということは自分の世界に秩序をもたらしてくれるからです．しかし逆にその欠点として，決まったパターンに固執してしまうあまり，その患者さん特有のニーズを見落としてしまう可能性があるのです．たとえば，患者さんは生活の質（QOL）に不安があるのに，医師は生存期間の話ばかりし

第 1 章 あなたの技術を次の段階へ

てしまうかもしれません．もしくは，患者さんはただ客観的な情報がほしいだけなのに，医師は患者さんがきちんと病気のストレスに対処できているかしつこく尋ねてしまうかもしれません．どちらにしても，この習慣によるコミュニケーションのスタイルの固定は多少なりとも患者さんをいら立たせてしまいますし，悪い場合には，患者さんに疎外感を与えてしまうことすらあるのです．

　あたかも自分のスイングを直すためにレッスンが必要なゴルファーのように，医師も意識的に自分の悪い癖を直していく必要があります．そのためにはいくつかの新しいコミュニケーションのテクニックを学び，それを実際に使っていくことが必要なのです．よい知らせとしては，医師は実際のところコミュニケーション技術を学習によって向上できることが，よくデザインされた研究によって示されています．しかし，今までと同じことの繰り返しではもちろん向上は望めません．あなたは患者さんとの会話を別の新たな視点から見ていく必要がありますし，会話の流れを注意深く把握していく必要があるのです．そうすることによってあなたは，自分が目指していることをより意識的に行えるようになるでしょうし，より多くのコミュニケーション技術を駆使することができるようになるでしょう．その結果として患者さんはもちろんのこと，あなた自身も深い満足感を得ることができるようになるのです．

よいコミュニケーションはどのように役に立つのか

　　私たちのコミュニケーションに関する取組みがニューヨークタイムズで特集された時，私たちはある一人の医師から，彼がコミュニケーションをどのように学んできたのかについて書かれた手紙を受け取りました．その彼は救急外来で研修医をしていた時に，交通事故で搬送された子供が亡くなったと，その親に説明しなければいけない状況になり上級医にアドバイスを求めました．しかし，彼がその上級医から受けたアドバイスはこうでした．「自分のすぐ後ろに出口のドアがくるようにして話をすることが大事だ（そうしないと部屋から出られなくなるぞ）」これは医師がいかにしてコミュニケーションを学ぶのかを象徴した不幸な例ですし，医師のコミュニケーション能力形成の過程で最も影響を与えるのは「悲惨な自分の経験」であるという，ある腫瘍内科医が行った研究結果を思い出させるものでした．

　　一方で，私たちのワークショップの参加者が書いた感想をみてみましょう．

> 　これらの会話はやはり簡単にはいきません．しかし適切なトレーニングなしで経験に頼っているだけでは悪い知らせを，思いやりとわかりやすさをもって伝えられるようにはならない，というのもまた事実だと思います．
> 　私は今でも，ワークショップで学んだ技術を使いながら

第1章 あなたの技術を次の段階へ

> 患者さんに話している自分を録音して聞くようにしています．自分があまり動揺していないのを感じますし，言葉に詰まることが少なくなったとも感じます．目の前の患者さんにより集中でき，患者さんが何を必要としているのかがわかるようになったとも感じます．これらは言ってみれば，自分なりの進歩なのだと思います．

私たちもそれらは進歩だと考えます．医師がスキルアップしたかどうかの私たちの物差しは，彼らが難しい会話の中でどう進んでいけばよいのかを，より明確にわかるようになったかどうかなのです．私たちは何もこのような会話がすべて単純で簡単なものになるといっているのでありませんし，悲しい状況を回避できるようになるといっているのでもありません．私たちがいっているのは，私たちのトレーニングを受けた医師たちは仕事により深く没頭でき，患者さんとより強い繋がりを持ち，仕事からより多くの喜びを得られるようになるということなのです．それらの変化は見ていてワクワクするものです．私たちは参加者たちがより柔軟になり，より打たれ強くなるのを見てきましたし，彼らの医師としての技量が増すのを見てきたのです．

私たちの考え

過去20年間で，多くの専門用語やイデオロギー（観念）が医療界で生み出されてきました．たとえば共同意思決定（shared

decision making），患者中心主義（patient-centered），関係中心主義（relationship-centered）などがあり，これらはよいコミュニケーションを手助けするために使われてきました．しかし，この本の中にはそれらの専門的な用語は出てきません．というのも医師の最も重要な責務とは複雑な医学的事実の中に，感情的，精神的，そして社会的な現実といった，同じくらい複雑でありながら専門用語ではうまく表すことができないものを統合していくことであると，私たちは考えるからです．生命を脅かすような疾患をもった患者さんを扱うことは，いわば異文化交流的な側面をもっています．医師は患者さんの医学的な側面と人間的な側面の両方を理解し，さらにその両方の言葉をうまく話せる必要があるからです．

　コミュニケーションはただ単に情報という名の「錠剤」を患者さんに処方して，それを患者さんがどれくらい多く飲み込めるか見てみる，というようなものではありません．それは患者さんにメッセージを送って，しかもお返しのメッセージを患者さんから受け取るものなのです．このようにコミュニケーションを双方向性のものとして捉えることはいくつかの重要な示唆をもっています．第1に，コミュニケーションの過程そのものに気を配ることがよい結果につながるということです．ですから，例えば私たちがロードマップで述べている前準備の段階のステップは当たり前のように見えるかもしれませんが，それでもあなたが一度も会ったことがない患者さんを相手にする際には，そのような準備が時に大きな違いを生むことがあるということを覚えておきましょう．第2に，コミュニケーション

は双方向性のプロセスですから，あなたが送るメッセージとあなたが受け取るメッセージの両方に注意を払っていく必要があるということです．もしもあなたがメッセージを送ることに忙しすぎて相手の返事に注意を払うことができなければ，相手はメッセージを返すことをやめてしまうかもしれません．それは，医師として重要な情報を逃してしまう可能性があるということを意味するのです．

大事な原則のロードマップ

この本を通じて，私たちはいくつかの大事な原則を示していきますが，その全体像を掴んでもらうために以下にそれらをまとめて示します．これらは単なる「コツ」ではなく，私たちが伝えようとしていることの核心なのです．

1-1 いつも患者さんの議題（agenda）から始める

このためにあなたの議題を捨てるということではありませんが，まずは患者さんの立ち位置を確認する必要があるということです．

1-2 患者さんから得られる感情データ（emotion data）と認知データ（cognitive data）の双方に注意を払う

感情を見逃さないことが大切です．

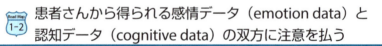

大事な原則のロードマップ

 患者さんとともに，一歩一歩確実に話を進めていく

　　　　患者さんより一歩以上先を行かないように．

 共感を明確に言葉にして伝える

　　　　これで会話の中に安心を作り出すことができます．

 患者さんに対して何が「できないのか」を話し始める前に，何が「できるのか」について話す

　　　　患者さんのために何かしようとしているという姿勢を示すことが必要です．

 個々の医学的な介入について説明する前に，まずは大きな目標の全体像を話す

　　　　医学的介入についての詳細を説明する前に，あなたの考えているゴールと患者さんのそれを一致させるようにしましょう．

 少なくとも一度は，あなたの完全で献身的な注意を患者さんに対して向ける

　　　　患者さんが何か重要な事柄について話をしているときは，ペンを置いて，パソコンに打ち込むのをやめて，注意して聴いているという姿勢を見せましょう．

第 1 章　あなたの技術を次の段階へ

感情について一言

　この本では認知データ（cognitive data）と感情データ（emotion data）を明確に使い分けて扱っています．これらの用語は色々な事柄を指すことがあるため，この本においてはどのような意味で用いられているのかを明らかにしておきましょう．

　私たちが認知データと言う時，それは考察，理由付け，判断といった意識的な思考過程を指します．たとえば，あなたがある女性の患者さんに対して予後についての話をしているとしましょう．その際に患者さんが，インターネットで自分のがんの 5 年生存率が 50％ であるという情報を見つけたと述べたとすれば，それが認知データになります．それは彼女が意識的に情報を外に求め，その情報を理解し，解釈しようと努めたことを教えてくれます．認知データは患者さんが理性的に理解した事柄を教えてくれるのです．

　その一方で，そのことを述べる彼女の顔が紅潮し，苦悩の表情が一瞬よぎるのをあなたが認めたとしましょう．それが感情データになります．感情は意識的にはコントロールできず，無意識的なものです．彼女の苦悩の表情は感情データであり，それは 5 年生存率のその数字が自分にとってどのような意味を持つのだろうかと不安に思っており，そのことについて話をするのが辛いということを教えてくれるのです．感情によって頭と身体は影響を受けますから，感情データを読み取ることによって，モノの価値を判断しそれに意味付けをするという頭の中のプロセスについて推し量ることができるのです．

それでは，一体全体それらのことがどのようにコミュニケーションに関係するというのでしょうか．臨床の現場において医師は，患者さんが見せる感情によってやり場のない気持ちになったり，苛立ったり，打ちのめされたりするといいます．また，患者さんの感情そのものを無視しようとする医師たちを目にすることもあります．彼らは感情（emotion）のことを人間の弱さの現れであり，認知（cognition）よりも価値の低いものであると思い込んでしまっているのです．しかし実際のところ，感情は私たちの価値観形成に強い影響を及ぼすため，大変重要なものなのです．患者さんにとって何が最も大切なものなのかを見い出す事が，重い病の患者さんとコミュニケーションをとる際に最も重要な点であるため，感情データは認知データと同じだけ重要なものであると私たちは考えます．そして感情データを認識し，それに反応することが重要であると私たちは強調します．

この本の使い方

　この本は2通りの読み方ができます．一つは，あなたが今実際に直面しているコミュニケーションの問題に関連した章をひろって読むやり方です．各章は一つひとつのステップを順に手ほどきするロードマップを含んでいますから，どのようにその問題を解決して困難な会話を進めていけばよいかがわかるようになると思います．また一方で，この本を初めの章から通して読むこともできます．順を追って各章を読んでもらえれば，

第1章　あなたの技術を次の段階へ

あなたのコミュニケーション技術に強力かつ柔軟なレパートリーが加わるようにこの本はデザインされています．

● **学習効果を最大限にするために** ●

　私たちのワークショップでは，フィードバックを通じて参加者に教えるようにしています．というのも，フィードバックは新しいコミュニケーション能力を身につけるために非常に重要であると研究によって示されているからです．しかし私たちのコースに参加せずとも，あなた自身で私たちが教えている技術を学ぶことができます．ここではそのための方法をいくつか紹介しましょう．

● **自分を録音・録画してみる**

　自分の録音を聞いたり，録画を見たりするのは恥ずかしい経験です（たとえば私の声って本当にこんな声なの？　といった具合に）．しかし，そのように恥ずかしい思いをしてでも自分の録音を聞くこと（もしくは録画を見ること）は大きな価値があります．録画・録音の前には，患者さんから承諾書をもらう事を忘れないでください．自分はよりよい医師になるためにそのようにしたい，ということを明確に患者さんに伝えしましょう．そうすることで，例えひねくれた患者さんでも，あなたのその向上心に対して感心することでしょう．録音を聞く時にはあなたが実際に述べた言葉，そしてそれがどのような印象を与えるかに注目して聞くようにしてください．さらにできることなら，誰か信用できる人にその録音を聞いてもらい（録画を見てもらい），あなたが練習している箇所に絞ってコメントをもらうようにしてみましょう．

この本の使い方

- **観察能力を研ぎ澄ませる**

　私たちのトレーニングを受けたことがない医師は，観察によって情報を十分に集められていないことがよくあります．彼らは起こったことをあまり上手に思い起こせないのです．彼らは観察による情報を欠いているため，コミュニケーションを一連の意図的な行為の連鎖——観察し，判断し，言葉や身振りで伝える——として捉えることができず，何か魔法のようなものだと思ってしまうのです．そのため，会話の中で何が起きたのか客観的に観察することが大切です．あなたが述べたことでうまくいった部分，逆にうまくいかなかった部分はどこだったか，といった具合にです．

- **一つ以上の新しいことを同時に練習しようとしないこと**

　コミュニケーションは複雑な精神運動であり一つの技術を習得できるまでは，その他の技術の習得に意識を向けるのは困難なものです．たとえば，新しく買った車を運転しながら，購入したばかりの携帯電話をさらに操作しようとは思わないのと同じことです．そのため，まずは一つの習得したい技術を選ぶことから始めましょう．しかも初めは，あまり難しすぎないものを選ぶことが大切です．というのも最良の学習効果は圧倒的に困難な状況ではなく，ほどよくチャレンジングな状況で起きるものだからです．

- **フィードバックをもらう**

　他の人に頼んであなたを観察してもらい，フィードバックをもらいましょう．しかし，この時に覚えておかなければならないのは，医療従事者は多くの場合，成熟したフィードバックの能力を持ち合わせてはいないということです．彼らはあなたの目指している目標を無視し，あなたの強み

第1章　あなたの技術を次の段階へ

にも気づかず，何かよいことを言った後に必ず何か悪いコメントをするでしょう．だから誹謗中傷を得意とする人にあなたをさらけ出すのは得策ではありません．大切なのはその人物に，何を観察してほしいのかを具体的に述べることです．あなたが改善しようと努めている技術に関連した二，三のコメントだけがほしいとあらかじめ伝えましょう．またあなたが何を言うべきだったのかについてのコメントはもらわないようにするべきです．というのも，あなたが必要としているのはあなたが言ったこと（もしくはそれによって起こったこと）を観察した所見なのですから．

- **自分で会話を振り返ってみる**

　難しかった会話の後は，白紙を用意して，少しの時間をとって，起こったことを覚えている限り書き出してみましょう．この際，あなたや患者さんが言ったことの抜粋に加えて，お互いの反応や感情，身振り手振り，それにその会話があなたに与えた影響を含めて書くようにしましょう．書いている時は何も解釈する必要はありません．ただ，すべてを紙に書き出すのです．紙にペンを走らせ，2から3ページにわたってただひたすら書くようにします．もしもその他の考えが頭をよぎった場合はそのことについても書き留め，その後にまた会話の内容に戻るようにしましょう．そして書き終わった後に見返して，そこから何か学べる事があるかを考えてみましょう．

- **自分に優しく，辛抱強く**

　私たちはプロフェッショナルであるはずですが，それでも十分な忍耐を持ち合わせていなかったり，敬けんさを欠いていたり，ささいな虚栄心のために心乱されたり，まだまだ理解できないことがあったりして，自分に

腹が立つことがあるかもしれません．しかし，Anne Lamott（訳者注：アメリカの小説家）が「完璧主義は敵である」と賢明にも述べているように，あなたは失敗を恐れずにただ正しい道を進んでいけばいいのです．今の過ちは次の学びに繋げることができます．コミュニケーションを改善しようとする心がけだけで，あなたは他の多くの医師たちよりも先を行っている，ということを忘れないでください．

- **素直に感謝をもって褒め言葉を受け取ること**
  命を脅かすような疾患を相手に仕事をしていくことは忍耐強い学習を必要としますが，その苦労が報われるときがあるものです．他人に褒めてもらった時には，素直にそれを受け取るようにしましょう．「そんなことないですよ」とか「いや，これが自分の仕事ですから」などと言って流さないようにしましょう．そういう時は深呼吸をして，褒め言葉を噛み締め，その瞬間を味わい，「ありがとうございます」と言うようにしましょう．

さあ，それでは始めましょうか．

第 2 章

幸先のよいスタートを切る
―― 議題を決めることで土台を固める ――

　初回の面談の印象によって患者さんとのその後の関係は大きく左右されます．この章では患者さんとの良好な関係を築くための重要な2つの原則――まず患者さんに議題（agenda）を尋ねること，そして共に納得できる折り合いをつけること――について説明します．これらは患者さんとの信頼関係を初めからスムーズに築くために役立つでしょう．

よくある過ち

　数年前，著者の一人であるバック医師がD婦人という50歳の女性を診ることになりました．彼女は乳房の生検検査で乳がんと診断されたばかりでした．のちにその診察の日のことを振り返って，彼女は初めから二人が上手く噛み合っていなかったと述べました．「彼は大変親切だったけれども，アレルギー歴や家族歴についてあれこれ聞いてきたもんだから，私は途中で遮って，さっさと本題に入ってもいいですかって言ってしまったの」しかし，その日はバック医師もまた異なった理由で苛

立っていたのです．彼はのちに振り返ってこう述べました．「あの日はいろんな事がうまくいっていなくて．でも，彼女に言葉を遮られたときに気づいたんです．自分がヘマをしてしまったことに．彼女は私が話に集中していないと思ったのです」．いったい何がいけなかったのでしょうか．実は，彼らは別々の異なる議題を念頭に話を進めていたのです．それでは2人の会話をくわしく見てみましょう．

◎ Case 1　議題をたずねなかったために，信頼関係をそこねてしまったケース

起こったこと	そこから学べること
D婦人は診察室で腫瘍内科医の到着を待っていました．部屋は2つの椅子と診察台がやっと入るような広さで，雑誌も昔の物しか置いてありませんでした．予約時間からすでに20分も経っていましたが，医師の到着が遅れていることについて特に説明は受けていませんでした．	D婦人は自分のがんに関する不安でいっぱいでした．その日は専門医と話す事ができる初めての機会でした．2週間もこの診察のために待たなければならず，その間にどんどん自分のがんが大きくなっていくような気がしていました．そして，医師の到着の遅れは彼女のその不安な気持ちを増悪させました．
バック医師は約束の時間に遅れていました．D婦人の前の患者さんは転移性の大腸がんを患った若い男性でした．第一選択の抗がん剤が奏効しなかったため，彼は不安な思いで様々なことを聞いてきました．バック医師は十分に手をくさなかったような気がして，その会話のこと	バック医師は前の患者さんの事で困り果てていて，その事が頭から離れていませんでした．そのため何か新しい課題に取り組める状態ではありませんでした．さらに彼は事前の準備なし

が頭から離れていませんでした．
そして上の空でD婦人のカルテをとり，紹介状を十分に読むこともなく彼女の待つ診察室に入ってしまいました．

で会話を始めてしまうというミスを犯してしまいました．

バック医師 こんにちは．私の名前はドクター・トニー・バックといいます．どうぞトニーと呼んでください．
今日の体調はいかがですか？ ご自分の過去の診療歴はもってこられました？

彼は2つの質問を立て続けに訊き，しかも2個目の質問は閉じられた質問です．2個目の質問によって1つ目の質問が打ち消されてしまっています．

D婦人 昨日，診療記録の入ったCDを受付の女性に渡しましたけど．

誰もが予想できたように，彼女は後者の閉じられた質問に答えただけです．しかもそれによってその後の会話の流れも決まってしまっています．

バック医師 あなたが手にもっているのは，診療記録や画像のレポートですか？

もう一つの閉じられた質問．そして，これによってバック医師は彼女の人となりではなく，彼女の医学的な情報にしか関心がないという雰囲気ができてしまいました．

D婦人 ええ．これがもらった全部です．

バック医師 （書類に目を通しながら）んー．欲しい情報がちゃんと含まれていないなぁ．そうですね．それじゃ，よかったらこれまでの経過を詳しく説明してもらえますか．

バック医師は彼女に今日話し合いたい内容は何なのかを訊かずに会話を始めてしまいました．そしてさらに悪いことには，彼女がきちんとした診療記録をもってこなかったことに対する

よくある過ち

	非難が暗黙のうちに伝わってしまっています.
D婦人 そうですね……．私，もともとはとても健康で活動的だったんです．でも，夫が私の右の乳房にしこりがあるのに気づいて……	彼女はもともと健康であったことを強調しています.

……数分後

バック医師 おかげで現在までの経過はわかりました．次に，何かアレルギーはありますか？	バック医師は医学部で習った型通りに問診を進めていたのですが，D婦人の現在の状況や彼女がどのように感じているのかに関して何一つ共感を示せていません.
D婦人 （咳払いをしながら）失礼ですが，回りくどいことなしで本題に入ってもいいですか．私のがんに対してどのように治療していく予定なんですか？	彼女は自分の心配していることが理解してもらえないと感じ，わざわざ声に出して彼に問いただしています．これはがんがなかなか話題の中心にならないために，非常に不安になってきていることのサインでもあります.
バック医師 心配しないでもすぐにそのことについてもお話ししますよ.	バック医師は彼女の不安に対して理解を示すことなく無視してしまっています．この時点で，彼女の信頼を取り戻すためにはかなり大掛かりな関係の修復が必要になってしまいました.

第2章 幸先のよいスタートを切る

　　　　　　バック医師は医学的な情報を集めることに関しては非常によい仕事をしましたが，D婦人の不安な気持ちに対して共感を示すことに関しては失敗しています．この会話での大きな問題はバック医師とD婦人が一度もお互いに話し合いたい議題を確認しなかったことにあるのです．そのため，バック医師の視点である医学的な側面から話が進められてしまったのです．

◆問 題◆
患者さんと医師は異なる議題を持って話し合いに臨んでいることが多い．

解決策
会話を始める時に，お互いに何を話し合いたいのか明確にすること．

鍵となる原則

　　　　　先の会話は，もしもバック医師が「患者さんの議題から始める」という，私たちが第1章で示した大事な原則のその一を実践していたなら，きっと異なった結果になっていたことでしょう．バック医師が会話を始めるにあたって「今日の話し合いで何か特に話し合いたいことはありますか？」と聞いていたなら，彼はすぐにD婦人がどれだけ不安な気持ちでいるか理解できたでしょうし，彼女ががんの治療について話したいと切に願っていることについてもわかったはずです．
　　　　しかし，この手の質問をあまり好まない医師たちもいるでしょう．そのような医師たちはこう言います．「今日ここに来

院された理由は何ですかと，がんと診断されたばかりの患者さんにわざわざ聞くなんて馬鹿げてませんか．がんについて話し合うために来たに決まっているじゃないですか」．

　しかし，患者さんは時に医師を驚かせるものです．患者さんの最も心配していることは治療の選択肢についてかもしれないですし，その病気の予後についてかもしれないですし，またはそのがんが遺伝するかどうかについてかもしれません．またはそもそも自分ががんを患っているとは信じていないけれども，娘さんに説得されたから来院しただけと述べるかもかもしれません．

　患者さんは何から話せばよいかわからないくらい不安になっているかもしれませんから，今後の流れを順を追ってあらかじめ説明してあげることによって，話し合いに対する不安が少し和らぐことでしょう．患者さんの心配ごとや恐れていることを理解してあげることが，その後の会話の流れを大きく左右するのです（もしも私たちがここで使った通りの言い回しが好みでない場合は，あなたにあったものを考えてみて下さい．私たちがここでいいたいのは，議題を先に決めることが重要であるということなのです）．

医師側のゴール

　初めて診る患者さんに対して，医師は患者さんの心配ごとを理解し，ストレスにどのように対処しているのかを理解し，目指す方向を一緒に探っていくことが大切です．もしもバック医

師がD婦人に対して初めに，何を不安に思っているのかをたずね，その情報に基づいて何を話し合っていけばよいのかを考えることができたなら，彼は「この医者はわかってくれていない」と思われずにすんだことでしょう．

議題を決めるためのロードマップ

Road Map 2-1 歓迎の挨拶を述べる

初めの一言から患者さんとの関係が始まります．そのため，その一言は患者さんを歓迎するようなものであるべきです．もしも約束の時間に遅れてしまったなら素直に謝罪しましょう．謝罪の言葉は長い必要はありませんが，時間に遅れてしまったことを認めることが大切です．謝罪することは常識的な礼儀ですし，それによってあなたは患者さんに対する誠意を示すことができます．

Road Map 2-2 患者さんが心配に思っていることを尋ねる

患者さんは往々にして複数の心配ごとを持っているものなので，本格的に話し合いに入っていく前に「心配に思っていることは他にありませんか？」とたずね，患者さんの心配ごとのすべてを把握しておくのがよいでしょう．

Road Map 2-3 あなたが話し合いで取り上げたいと思っている事柄を説明する

通常，医師は話し合いの中で取り上げたいと思っている多く

の議題があるものです．これらをあらかじめ患者さんに対して言葉に出して説明しておくようにしましょう．

Road Map 2-4 話し合いの議題を提案する

患者さんとあなたが取り上げたいと思っている共通の議題を提案しましょう．この議題は，患者さんと共に診療の目標を定めていくためのステップの第一歩となるものです．

Road Map 2-5 議題の妥当性について尋ねる

あなたの提案した議題は患者さんにとっても妥当なものでしょうか？　もしもそうでないなら，もう一度議題を考え直す必要があるかもしれません．

それではバック医師がこのコミュニケーションの技術を活用できるようになってからの，ある患者さんとの会話を見てみましょう．

◎ Case 2　議題をたずねたことで，よい会話のスタートが切れたケース

起こったこと	そこから学べること
バック医師は再度時間に遅れていました．しかし，今回は少しカルテを予習するための時間をとって，考えをまとめ，これから会う新しい患者さんのことに集中できるようにしました．	たとえいまいち調子が出ない日や，忙しい日でも，医師というものは準備を怠らないものです．というのも，準備をしないと事態は余計に悪化し，さらに

第2章　幸先のよいスタートを切る

	忙しくなるだけだと知っているからです．
バック医師　こんにちは，スティーブン婦人．私の名はトニー・バックといいます．今日は約束の時間に遅れてしまい申し訳ありません．これで，もう今からはあなたのことだけに集中しますね．	遅れてしまったことを認めています．
スティーブン婦人　初めまして．私のことはアンと呼んでください．	
バック医師　あなたの外科医であるH医師から先日紹介状をいただきました．それによると今日は乳がんのことについて話し合うために来られた，ということでよろしいでしょうか？	きちんと医師間での情報の引き継ぎができているということを示しています．
スティーブン婦人　（うなずく）	
バック医師　今日の話し合いの中でとくに取り上げてほしい事柄はありますか？	患者さんの心配していることは何であるかを明確にたずねています．
スティーブン婦人　私のようなステージのがんに対する最適な治療法と，その他にどのような治療の選択肢があるのかを知りたいです．	
バック医師　了解しました．それではそれらのことについてはきちんと話し合うようにしましょう．その他に話し合いたいことはありますか？	「他にありますか？」とたずねる事によって彼女の心配事をすべて把握しようとしています．

議題を決めるためのロードマップ

スティーブン婦人 あと治療によって私の日常生活がどのように影響されるのかが心配です．今日伺いたいと思っているのはそのようなところでしょうか．	
バック医師 それはちょうどよかったです．というのも私もそれらのことを話し合いたいと思っていましたから．私は今後もはじめに，どのようなことについて話し合いたいと思っているのかをたずねて，そのことをきちんと取り上げるようにしますね．そのため，今度は聞きたいことのリストをもってきてもらっても結構ですよ．もしもよければですが．	それらが医師と患者に共通する関心事であるので，今回の話し合いの議題を定めています．また今後も話し合いの初めに議題を相談していく方針だと述べています．
スティーブン婦人 そうですね．そのようにあらかじめ確認してもらえるのは大変心強いです．	
バック医師 それでは今日の話し合いではこのように進めていきましょう．まずはあなたの今までの経過について，私の理解が正しいものか数分間を使って確認させてください．そして簡単に身体診察をします．その後に残った時間を使って2つの主な事柄，つまり治療の選択肢についてと治療が与える日常生活への影響についてお話ししましょう．このような流れでよろしいですか？	議題についての提案を行い，患者さんの意見を聞いています．
スティーブン婦人 ええ．大変結構です．	

第2章 幸先のよいスタートを切る

　バック医師が患者さんに対して主に心配していることが何であるのかを「あらかじめ」たずねたことは，この話し合いにおいていくつかの重要な役割を果たしています．まず彼はほんの少しの時間を使っただけで話し合いの議題を定めることができました．またそのようにたずねることによって，患者さんがどのようなことを不安に思っているのかについての重要な手がかりを得ることができたのです．

信頼関係（ラポール）を築く

　よい関係を築くために大切なことは何でしょうか．医師患者間に置ける信頼関係は3つの要素から成り立っています．①お互いへの気配り，②積極性，③協調性です．お互いへの気配りは2人の人間がお互いに対してきちんとした注意を向けることから始まります．積極性は友好的な態度や相手への思いやりとして表れます．それは何も常に快活でいるということではなく，むしろ患者さんに対して興味を示すということです．協調性は2人がお互いに「かみあっている」状態のことで，これが最初の会話では欠けていました．これらの概念は抽象的に聞こえるかもしれませんが，時に行動を羅列したものよりも有益であることもあります．というのも，ときに行動の羅列は機械的な印象を与えてしまうからです．この本にはあなたが考察し試せるようなたくさんの行動の例が含まれています．

　お互いの関係が発展してくると，会話の内容もそれに応じて変化していきます．患者さんは初めて会う医師に対しては，治

信頼関係（ラポール）を築く

　療や今後の計画などについて聞きたがる傾向があります．そうすることで，患者さんはこの医師の治療を受けたいか，もしくは，そもそも現代医療の力を借りたいのか，ということについて考えているのです．しかし面談の回数を重ねると，患者さんから生活の質に関する質問や，「私はあとどれくらいの命なんですか？」といった難しい質問が出てくるようになります．そのため，時間の経過とともによい関係性を規定するものも変わっていくのです．患者さんが医師を十分に信頼して，重要な問題について聞くことができ，医師もその質問に対して——たとえその答えが患者さんの期待しているものではないとしても——真摯に向き合って答えることができるなら，そのような関係はとても強力な癒しの力をもつことになります．

　患者医師の関係とそのコミュニケーションをよいものにするためには，会話の各工程に注意を払う必要があります．医師はともするとコミュニケーションのことを，薬を処方するかのように，患者さんに対して一方的に情報を与えることだと勘違いしがちです．医師は客観的な情報を与え，患者さんはそれを飲み込む必要がある，というような．しかし，私たちが提唱するのはそれとは異なった，もっと有用なコミュニケーションのモデルです．このモデルでは医師，患者さん，家族のそれぞれが様々なメッセージを送り，そして受け取ります．もしくは，実際には難しくても，せめてそれら双方向の送受信を試みようとします．コミュニケーションの不具合（失敗というとあまりに強い否定になってしまうので，ここでは不具合ということにします）はメッセージを送る側，もしくは受け取る側のどちらか

第 2 章　幸先のよいスタートを切る

に帰属します．そのため，コミュニケーションの不具合が起きた時に有益な 2 つの問いは「どのようなメッセージが送られたのか？」と「どのようなメッセージが受け取られたのか？」ということになります．この章のはじめに示した会話を見直してみると，バック医師は注意深く抜かりなく会話を進めようとしていましたが，D 婦人はそのような彼を頑固で鈍感だと感じました．しかしバック医師は 2 つ目の会話で，メッセージを最初にどう送るかを変えたらとてもうまくいきました．患者さんと医師が共有できるような会話の目標と言葉使いを定めることが大事なのです．私たちがここで示したように議題を定めることによって，患者さんとの会話において好スタートを切れるようになるでしょう．

注意するべき状況

 患者さんが議題を決めることにうまく参加できていない

　　このような状況は，患者さんの強い不安を反映している場合が多いです．またうつ病によって，患者さんが話し合いに集中できていない場合もあるでしょう．このような状況では医師が進んで議題を提案し，その理由も説明してあげるとよいでしょう．また，患者さんがどうして議題を決めることに参加できていないのか，その理由をはじめから探る必要はないでしょうが，終わりのほうで少し話し合ってみるといいかもしれません．

注意するべき状況

 家族や友人が患者さん本人とは異なる議題をもっている

　このようなケースでは，家族や友人が心配に思っていることを聞き出し，彼らも議題を決めていく過程に含めるのがいいでしょう．〔例：（患者さんに向かって）今日の話し合いでどんな事を話し合いたいと思っているか，奥様にも伺っていいですか？（その後，奥さんに向かって）どのような心配をお持ちですか？〕

患者さんが「この医者はどうしてそんな事聞いてくるんだろう」と思っている

　ある患者さんはこう言うかもしれません「ところで，お医者さんはあなたですよね．私じゃなくて」と．このような患者さんは，医師が話し合いを引っ張って行ってくれるものと思い込んでいる場合があるでしょう．このような時はこう考えるといいでしょう．「この患者さんはどんな形で話し合いに参加したいと思っているんだろう」．

　私たちの考えでは，重篤な疾患をかかえた患者さんのケアにおいて，患者さん本人が完全に受け身である場合，ケアがうまくいくことはほとんどありません．そのため，医者の意見だけでなく患者さんの意見も重要であると述べる必要があるかもしれません．たとえば，「私はあなたにも話し合いに参加してもらうことが大事だと考えています．というのも，あなたが最も大切にしていることを理解することで，より適切にあなたのお手伝いができるようになるからです」などと言うといいでしょう．

第 2 章　幸先のよいスタートを切る

> ### 前医を見限って私のところに来た患者さん

　前医を見限って私のところにきた患者さんがいました．彼の名はホワイト氏といい，62 歳の男性で慢性閉塞性肺疾患と慢性背部痛を患っていました．彼に見限られた前医は私の同僚で，私がもっとも尊敬している医師の一人だったのですが，彼らの関係はホワイト氏が執拗に鎮痛麻薬と抗不安薬の増量を要求したためにこじれてしまったのでした．そのことを聞き，私はしばらくの間はそれらの薬の増量もしなければ減量もせずに，ただ代わりに彼のことをよく知ることに努めようと決めました．

　初めての診察の日，彼はいかにもっと多くの薬が必要なのかを訴えてきました．次の診察でもそれは同じでした．しかし 3 回目の診察の際に，私は彼が毎日をどのように過ごしているのかをたずねてみました．すると彼は，貧しい地域にある小さなアパートの自宅でただ座っているだけだと述べました．そこで私は，座って何をしているのか，本を読むのか，それともテレビを見るのかと聞きました．すると彼は「いや，ただ考えるんです」と述べました．私は「どんな事を考えるんです？」と聞きました．彼は「死ぬ事について」と答えました．「死ぬ事について考える時，どんなことを思い浮かべるんです？」と聞くと，彼は「自分は地獄に堕ちると思ってるんです」と答えました．そこで「もう少しくわしく聞かせてくれますか」と聞くと，彼はせきを切ったように彼の人生について話し始めたのです．

　彼が若い時に車を盗んで投獄されたこと．その後脱獄し，再度捕まったこと．さらにその後 2 度も脱獄を繰り返し，最終的には最高レベルの警備のもとで 20 年間服役しなければならなかったことについて語ってくれました．彼はもちろん自分が服役中に行ったことはよいことだとは思っていないし，犯した罪のせいで自分は地獄に堕ちると確信していると述べました．私

注意するべき状況

はこの驚くべき話をただただ聞くことしかできませんでした．しかしそれからの2年間，彼は一度も薬の増量を訴えてこなかったのです．ホワイト氏にとって，私の存在はどんな鎮痛薬や抗不安薬よりも強い癒しの効果をもつようになったのです．

この章のポイント

面談の始めに少し時間をとって，話し合いたい議題を患者さんと一緒に決めるようにしましょう．そして，患者さんとよい信頼関係を築くように心がけましょう．初めの診察の印象によって，その後のその患者さんとの関わり方が大きく影響されるものなのですから．

● 効果的な学習のために ●

● 議題を一緒に決めてみる

　一人の患者さんを選んで，診察（話し合い）のはじめに議題を一緒に決めるようにしましょう．その際，すでにある程度の信頼関係が築けている患者さんを選ぶことが成功の秘訣です．また，事前に述べるセリフを準備しておきましょう．「こんにちはスミスさん．今日は少し新しい試みをしてみようかと思います．今日の話し合いの本題に入る前に，スミスさんが私に聞きたいと思っていることを全部教えてもらいたいのです．そしてそれをもとに，今日の診察では何を主に話し合いたいか，一緒に決めるのはどうでしょうか」．これを聞くことは，このようなことを聞くことやその後の会話の流れに対して少し不慣れな感じを抱くかもしれません．しかし，そのような不慣れな感じは新しいことを学ぶ際には付き物なのです．

第 2 章　幸先のよいスタートを切る

- **話し合いをふり返る**

　話し合いの後にはきちんと内容を振り返るようにしましょう．準備したセリフをきちんと述べることができましたか？　患者さんはどのように反応しましたか？　そのように聞いたことによって，その後の話し合いの流れはどう変わりましたか？

- **別の患者さんでも同じことをやってみる**

　そのために付箋や To-Do リストに「議題を決める」といったように書き込んでもよいかもしれません．そして，毎回振り返ることも忘れないようにしましょう．何か新しいことを学んで自分のものにするためには，繰り返すことが大切なのですから．

第 3 章

悪い知らせについて話し合う
―― 感情が高ぶっている時に ――

　重篤で死に至る可能性がある病の診断は患者さんにとって，また医師にとっても同じように，人生の大きな転機になります．ある作家※はそのような重い病の診断を受けたのちの状態のことを「病の国（the country of illness）―― 喪失，決断，治療，期待，努力が複雑に交錯する世界」と表現しています．そのような重い診断を下すこととそれに伴う責任は医師にとって大きなものですが，またそれは先進医療が意図せずにもたらした結果でもあるのです．診断技術が限られていた時代には，患者さんは症状がひどくなって初めて重篤な疾患の存在に気づいたのでした．しかし現在では，多くの診断が症状を呈する前に下されます．しかもそのような早期の診断が，早期死亡，合併症，身体障害，その疾患に有効な治療法などにどのような影響を与えるのかという情報が学術論文の中にあふれており，医師も患者さんも等しくそのような情報を入手できるのです．したがって医師はどの時代にも比して病気の早い段階で，その病

　※ ある作家：Robert Lipsyte　米国のジャーナリスト．自ら精巣がんと診断され最愛の妻もがんで失う．著書 "In the Country of Illness"

の致死的な性質について患者さんに説明する必要性に直面しているのです．このような状況を背景に，世間が「告知」と呼ぶところの技術が医師のコミュニケーションにおいて重要な課題になったのです．

　ここで，私たちはこの「告知をする（breaking bad news）」という行為を「悪い知らせについて話し合う（talking about serious news）」という風に呼び直したいと思います．というのも「告知」のやり方を数年間教えてきた中で，私たちはこの「告知」という名前が，情報をただ一方的に与えるだけの行為という印象を与えてしまうのではないかと危惧するようになったからです．逆に「悪い知らせについて話し合う」と呼ぶことによって，それは医師と患者さんによる双方向的なプロセスであるという印象を与えることができると考えます．重篤な疾患に伴う悲しみや不幸から目を反らすのではなく，やるべきことを一つひとつこなしていくことが大事です．悪い知らせを語る医師にとってのゴールは患者さんが診断を理解できるように，そして新しい現実を受け入れられるように助けることであって，病という不幸を患者さんに突きつけることではないのです．

脳は生命への危険をどのように処理するのか

　人は危機的状況に瀕した際に，生まれつき備わった本能によって反応します．その反応は理性的な認知プロセスよりも随分と早いスピードで起きます．しかも，危機的状況が引き起

すこの「逃げるか，それとも戦うか（flight or fight）」という反応は，認知プロセスを背景に追いやってしまいます．ヒトに対する脅威が日常的に外界にあふれていた時代には，身体が死に物狂いで逃げる準備をするために，このような原始反応は理にかなったものでした．現代の医師の診察室において，多くの患者さんは生検の結果ががんであったと告げられたあと，何を言われたのか「全く」覚えていないと言うでしょう．それは危機に対する原始反応が認知反応よりも優位になっているからなのです．したがって悪い知らせを伝えるにあたって医師が最も習得すべき技術は，患者さんの感情反応を察知し，それに適切に対応する能力であるといえます．患者さんの感情が適切に対処され，その感情の嵐が過ぎ去った時に初めて，その先のステップのことを話し合えるようになるのです．

感情データを見過ごしてしまう

医師は認知データ（cognitive data）には気を配るのですが，感情データ（emotion data）のことは無視して話を先に進めてしまう傾向があります．しかし，これでは目の前で実際に起きていることを無視してしまうことになります．患者さんは悪い知らせに対して，ショック，驚き，怒り，受容など様々な反応を示すものです．したがって，患者さんは悪い知らせに対して普通はこう反応するものだと思い込むのではなく，どのように患者さんが実際に反応しているのかを把握することが大切なのです．多くの患者さんは，医師から悪い知らせを告げられ，そ

第3章　悪い知らせについて話し合う

の後に続いて説明されたことを全く覚えていないといいますが，これはどうしてでしょうか．それは感情──それがショック，怒り，その他何であろうと──が患者さんの認知的な情報処理を邪魔してしまったからだと私たちは考えます．つまり，感情の波に飲み込まれてしまっている人にいくら情報を与え続けても，おそらくそれは時間の無駄でしかないということなのです．患者さんが自分の感情を表に出さない場合，その患者さんとの会話は一見するとスムーズに見えるかもしれません．しかし実際は医師から言われたことのほとんどすべてを，その患者さんが理解していないと後に明らかになることが多いのです．以下の会話の抜粋は，クラーク氏という1年前に非ホジキンリンパ腫の治療を受けた男性の患者さんが，LDH上昇の精査のために数日前に行われたCT検査の結果説明を，病院の一室でバック医師から受けている場面です．

◎ Case 1　感情データを見過ごしてしまったケース

起こったこと	そこから学べること
バック医師　クラークさん，こんにちは．	
クラーク氏　こんにちは，先生．	
バック医師　それでは血液検査とCT検査の結果について説明しますね．	患者さんがどのような心配を持っているかを尋ねていません．
クラーク氏　ええ．心の準備はできています．おそらくですが．	

感情データを見過ごしてしまう

バック医師 血液検査の結果，LDHがまた少しだけ上昇していました．	ここでも患者さんの不安に注意を払うことなく結果を伝えてしまっています．「おそらく」という言葉に隠された，彼のためらう気持ちを無視してしまっています．またバック医師はLDHの上昇というデータによって，リンパ腫の再発を示唆しようとしています．
クラーク氏 はあ．そうですか．	患者さんは医者が悪い知らせを伝えていると思っていません．
バック医師 CT検査ではさらに，いくつかの胸部リンパ節の腫脹が見つかりました．そして腹部のいくつかのリンパ節も同じく腫れていました．これには少し驚かされましたが．	「リンパ節の腫脹」と述べることによって「がん」という言葉を直接使うことなく，がんの再発を告げようとしています．またここでの「驚き」とはよい意味でなのか，悪い意味でなのかはっきりしません．
クラーク氏 そう，なんですか？	ここでも同じく，患者さんはその知らせを悪いものとは捉えていません．
バック医師 もちろん，これらは全く予想していなかった結果です．ずっと体調良かったですものね．	
クラーク氏 ちょっと話を戻してもいいですか．	

第3章　悪い知らせについて話し合う

バック医師　ええ，もちろん．	
クラーク氏　つまり，リンパ節が戻ってきたとはがんが戻ってきたということですか？	患者さんは事実を明確にしようとしています．
バック医師　その通りです．	
クラーク氏　それじゃ，私があの時味わった苦労はなんだったんです．また初めからやり直しという訳ですか．そういうことなんです？　振り出しに戻ったと．	患者さんはやっと事の重大さに気づき，予想どおり感情的に反応しています．患者さんの言葉は前回の治療に伴った苦痛が無駄だったのではないかという苦悩を示唆しています．また若干の怒りも含んでいます．
バック医師　ある点においてはそのとおりですが，別の点においてはそうではありません．もう少しその辺りをくわしくお話ししましょう．よろしいですか？	状況をできるだけ「論理的」に保とうとしています．「感情的」にではなく．
クラーク氏　もうどうしたらいいのかわからないです．自分は普通の状態に戻るために非常な苦労をしてきました．健康になるために沢山のことをしてきたんです．自己管理もきちんとして． （沈黙） がんが戻ってきたなんて，信じられないです．先生，何かの間違いじゃないんですか．	患者さんはまだ悪い知らせに対して反応しています．

感情データを見過ごしてしまう

バック医師 そうですね．ただ，これは間違いではないと私は確信をもっています．これはリンパ腫の再発なのです．あなたが以前に苦労されたことはよくわかります．しかし，これだけは覚えておいてほしいのですが，このリンパ腫は治療可能なものなのです．	認知データのみに対処しており，感情データのことは無視してしまっています．患者さんを安心させようとしていますが，患者さんの準備ができていません．
クラーク氏 治療したからってどうなるというんです？ また振り出しに戻るんですか？	患者さんは安心できていません．

　この会話において，バック医師は医学的な事柄に関しては大変正確かつ正直でありましたし，話を進めるにあたって患者さんの了解も得るようにしていました．しかし患者さんの苦悩は目に見えて明らかだったにも関わらず，彼はそれに対処しませんでした．彼は患者さんを安心させようとしましたが，なぜ患者さんが苦しんでいるのかきちんと理解していなかったため，その試みは失敗に終わってしまいました．クラーク氏はバック医師が自分のことをわかってくれていないと思っていましたから，安心させるには早かったのです．このケースのように心を取り乱した患者さんを扱うのは自分には不可能だと，多くの医師たちが感じてしまうのも無理はありません．今回のケースでは，検査結果の内容からしてクラーク氏が喜ばしい気持ちで帰途につける訳はないのです．しかし医師が認知データだけでなく感情データにも気を払い，適切に対処していたなら，彼は事実を理解するために苦しんだという印象ではなく，ケアしても

第3章　悪い知らせについて話し合う

らったという印象と共に部屋を出ることができたでしょう．

なぜ苦労してまで感情を把握していくことが必要なのか

　　この章の初めの方で，脳では認知（cognition）よりも感情（emotion）が先に処理されると述べましたが，この神経科学的な事実は患者さんの感情を把握する事の重要性を裏付けています．というのも感情は認知的な思考を妨げることがあるからです．そのため話の内容を次のステップ――それが次の検査であれ，専門科への紹介であれ，何であれ――に進める前に，患者さんの感情の高ぶりを把握することが重要です．そうすることで，どの程度の情報を話すべきか，どの程度の理解が得られているのか，そしてどの程度の早さで話を進めていけばいいのか，といったことを判断しやすくなります．医師が悪い知らせについて話し合う時に重要なことは，ただ優しくするということだけではありません．患者さんの感情の高まりを把握することによって，患者さんがその知らせを理解し，よりよく適応できるように手助けすることができるのです．実際，ある研究では医師からのがんについての説明に不満足であった患者さんは，その6カ月後にうつや不安に罹る可能性が2倍であったと示されています．

> ◆悪い知らせを告げる際の落とし穴◆
> 感情データを見過ごすこと
>
> 解決策
> 感情データに注意を払い，それに反応すること

鍵となる技術 ── 感情を認識して，それに対して反応する

　感情に対して適切に対応するためには，それが現出した時に認識して，何らかの反応を返すことが必要です．患者さんが自分の病状について話す内容をデータとして使い，そこからその患者さんの病状の理解を推測するように，感情を臨床データの一つとして捉えるとよいでしょう．感情に対してはっきりと反応を返すように学んでいくというのは少し滑稽に聞こえるかもしれません．しかし結局のところ私たちは，他人の感情に対して普段から反応しているではないですか．そして感情データを意識して使用していくことは，コミュニケーション技術を高めていく上で必要不可欠なものなのです．

　感情を認識するためのプロセスは共感（empathy）と呼ばれます．それは，「私があなたになってみたら，どんな感じがするのか想像してみる」ということです．共感は単なる親切な行為というだけではありません．本当の共感は機能的MRI（functional MRI）においてはっきり描出されるような，脳のある特定領域におけるしっかりとした神経活動なのです．感情に対応するためには共感することがまず必要ですし，さらにその共感

第 3 章　悪い知らせについて話し合う

を実際の行動で患者さんに示す必要があります．この共感の能力を活かすために医師になった人が多いにもかかわらず，それらの人は医学教育の過程で少しずつ鈍感になってしまい，さらには共感のことを余計なものだと思うようにすらなってしまうのです．

　感情データを理解し，それに反応することによってあなたの共感の能力は磨かれていくでしょうし，共感を余計なものと捉える考えは時間とともに消えていくでしょう．

　感情を認識し，反応するための簡単なやり方は以下のようなものです．

---

① 感情データを見い出し，それを活用するというように決心しましょう．
② 患者さんの感情に気付き，それがどういう類の感情であるのか自分の中で名前を挙げてみましょう．
③ 患者さんの感情を直そうとしたり，鎮めようとしたりしないこと．そのためにはあなた自身の中の不安な気持ちに目を向け，患者さんの感情に対して反射的に応戦しないように心がける必要があるかもしれません．
④ 患者さんの感情に気づいているということを，何らかの形で伝えましょう．そのための方法はいくつかありますが，例えば非言語的なものであれば目配せをする，姿勢を変える，また患者さんの肩にそっと手を置くというのでもいいでしょう．これは後の SOLER のことです．また患者さんへの理解，支持や敬意を伝えてもいいでしょうし，何の

鍵となる技術 — 感情を認識して,それに対して反応する

感情が起きているのか具体的にわからない場合は,少し掘り下げて聞いてみてもいいかもしれません.感情に対して言語的に応答するやり方をまとめた語呂として N-U-R-S-E があります.

(表 1) 感情に対して言葉を使って反応する
(Fischer G, et al, Communicating a poor prognosis. In: Portenoy R and Bruera E, eds., Topics in Palliative Care. Oxford University Press, New York, 2000).

患者さんの感情に関する言葉:「この頭痛,死ぬほど痛いのよ!」		
共感的な医師の反応		
N	Name: 感情の名前をあげる	「(痛みが辛くて)イライラされているようですね」.
U	Understand: 理解を示す	「そのような痛みを経験されて,さぞ辛いでしょう」.
R	Respect: 敬意を示す	「そのような辛い頭痛があるにも関わらず,今まで頑張って治療を続けてきて,さらにその他の身の回りの事もきちんとしてきたなんて,すごいですね」.
S	Support: 支持を示す	「私とその他のスタッフがいつでも,あなたの頭痛を和らげるために協力します」.
E	Explore: 掘り下げて聞く	「その頭痛のせいでどのように困ってらっしゃるのか,よかったらもう少し教えてもらえますか?」

患者さんの感情に言及する際には医師は言葉を慎重に選ぶ必要があります.一般的なアドバイスとしては,感情について述べる時は少し控えめにして,しかも自分は患者さんの感情のことを知りたいと思っているという雰囲気をみせるのがよいでしょう.つまり「大分頭にきているようですね」と言うのでは

第 3 章　悪い知らせについて話し合う

なくて,「何か心配ごとがあるように見受けられますが」と言った具合です．熟達していない「感情の名前をあげる」やり方では，レッテルを貼られているかのような印象を患者さんに与えてしまう可能性があります．多くの患者さんは感情的にならないことが「よい患者さん」であるための条件であると思っています．というのも彼らは経験から，感情的になることによって医療者を困らせてしまうことを知っているからです．

　私たちは普段から他の人とコミュニケーションをとるにあたって，非言語的な行動を用いています．たとえば，顔の表情や，手振り，身体の姿勢，時計をチラリと見るなどの行動です．コミュニケーションに関する研究のほとんどのものは言語的な部分に注目していますが，実際には非言語的な部分はそれと同等か，それ以上に重要なのです．というのも人々は自分の身振り手振りは意識的にコントロールすることがほとんどないので，非言語的な部分のほうが言語的なそれよりも多くを語ることがあるからです．たとえば，微動だにせずに座って，腕を組んで口を固く結んでいる患者さんと話す時に非言語的な部分に注意を払うことが重要となるように．ただし，非言語的なコミュニケーションは非特異的でもあるため誤解を生むこともあるということに注意しましょう．

　どうしたら非言語的なコミュニケーションを上達させられるのか，ということに関するエビデンスはほとんど存在しません．しかし現存する非言語的コミュニケーションに関する研究結果をまとめた語呂の一つとして S-O-L-E-R がありますので，ここで言及しておきます．

- S 患者さんに対して真っ直ぐに（Squarely）顔（と身体）を向ける
- O 腕組などをしない（Open body posture）
- L 患者さんに向かって少し身体を乗り出すようにする（Lean toward the patient）
- E アイコンタクト（Eye contact）をきちんととって，注意して聞いていることを見せる
- R リラックスした（Relaxed）姿勢を保つ

　これらはたしかに有用かもしれませんが，ここで私たちが注意しておきたいのは，非言語的なコミュニケーションのうまさは身体を前傾させるとかそういったことだけで決まるわけではないということです．私たちの考えでは最も優れた非言語的コミュニケーションは，練習した身振りや姿勢を時々使うことによってとかではなくて，専門家としての豊富な知識，献身，誠実が組み合わさった時に自然と生まれてくるものなのです．

悪い知らせを話し合うためのロードマップ

　Robert BackmanとWalter Baileによって考案された悪い知らせを話し合うための枠組み（ロードマップ）は6つのステップからなり，SPIKES（Setup, Perception, Invitation, Knowledge, Emotion, Summerize）として知られています．ここではその各ステップについて解説していきます．

第3章　悪い知らせについて話し合う

3-1　Setup　会話に備える

　　話し合いのために必要な情報を手元に揃えておきましょう．そして，程よく静かで参加者全員が座れるような場所を確保しましょう．これは患者さんにプライバシーを与え，安心して重要なことについて質問できるようにするためです．一箱のティッシュも部屋に置いておきましょう．もしも涙が流れた際に，患者さんの尊厳を保つためです（というのは，ティッシュがあれば患者さんは自分の袖で涙を拭く必要がなくなるからです）．可能であれば看護師やソーシャルワーカーにも同席してもらいましょう．そうすればあなたが話を終えて退出した後にも，スムーズに話が続けられます．

3-2　Perception　患者さんの理解を把握する

　　患者さんが何をどのように理解しているのか，もしくは何を期待しているのかについて尋ねることで，患者さんの物の見方についての重要な情報を得ることができます．その患者さんと会うのが初めてであれば，これは特に重要です．もしもあなたが「今までその他の医師からどのように説明を受けてきましたか？」と尋ねて，患者さんが「誰から何の説明も受けていません」と答えたなら，あなたは本題である悪い知らせを伝える前に，前置きの話をする必要があるでしょう．このような患者さんは本当に何も知らされていない場合もあるでしょうが，もっとよくあるのは，これまで受けてきた説明をきちんと理解できていない場合です．また，もしも患者さんが「私の右の肺には

3cm のスピキュラ（針状構造）を伴った腫瘍があるといわれています」と答えたなら，あなたは患者さんがある程度専門的な知識をもっていると考えて，それ相応の心構えをする必要があるでしょう（もしも患者さんのことをよく知っている場合は，perception のステップは省いても構いません）．

Road Map 3-3　Invitation　本題に進む際に，患者さんの許可を得る

　このステップは一見すると余分なものに見えるかもしれません．「だってこの患者さんは，その事について話し合うためにわざわざここに来てるんじゃないのか？」と思う人もいるでしょう．でもそうではなくて，このステップを，話し合いの流れを作る権限を患者さんに与えるようなものだと考えてみましょう．単純に「話を本題に移す心の準備はいいですか？」と聞くことによって，患者さんに小さなコントロールの権限を与えることができ，さらに自分は患者さんと歩調を合わせながら事を進めていきたいと思っていると伝えることができるのです．患者さんが違う文化・習慣を持っていそうだと感じた時には，「あなたとご家族の方々は，悪い知らせをどのように扱っていきたいですか？」と聞くことによって，彼らの考えを取り入れ，文化の違いへの不理解によって不都合が起きることを事前に回避できます．

Road Map 3-4　Knowledge　悪い知らせを伝える時は率直に

　悪い知らせを伝える前に，警告的なセリフを述べてもいいかもしれません．これは患者さんが，悪い知らせを聞く心の準備

ができるようにする短いセリフのことです．例えば，「生検の結果が返ってきましたが，あまりよくない話をする必要があります」といったものです．そして，本題の悪い知らせを伝える時には，患者さんが即座に理解できるような言い方をする必要があります．専門用語をあまり用いすぎると患者さんはその知らせの意味を理解するのに苦労することになり，その結果として患者さんが苛立ち，患者さんの苦痛が増すことになるからです．患者さんにわかりやすい言葉使いで話せば話すほど，あなたは包み隠しのない率直な人として患者さんの目に映るでしょう．医学的専門知識がない患者さんに率直に説明するというのは，何もすべての専門的なことをくわしく一度に話すことではありません．時には結論から始めて，詳細は後で必要に応じて説明するほうがうまく行く場合もあるでしょう．

Road Map 3-5　Emotion　患者さんの感情に対応する

　もしもあなたが感情データに注意を払っていたなら，悪い知らせを伝えた後に感情の波が患者さんを襲うことに気づくでしょう．そして，その波は話し合いが終わってしばらく経つまで，おそらく引くことはありません．医師としての責務は感情の波に気づき，あまり干渉することなく，それが及ぼす影響に引き続き注意を払っていくことなのです．念のために言っておきますが，感情を言葉に出して認めたからといって，それによってその感情が収まるということではありません．そうではなくて，患者さんの恐れ，怒り，放心状態に反応することは医学的な内容の話し合いに人間的な側面を与え，そのことによっ

て患者さんを全人的に捉えようとしているという姿勢を示すことができる，ということなのです．

　患者さんが十分に落ち着いて，「次のステップはどうするのか」といったような客観的な情報に耳を傾けられるようになるまで，感情に対応し続ける必要があります．患者さんは「先生，それでどうすればいいんですか．」と言って，話を進める準備ができたことを知らせてくれるかもしれません．また別の場合には，あなたが「この先の予定やどのような選択肢があるのかについて話を進めても構いませんか？」と言う風に尋ねる必要があるかもしれません．この際にも患者さんの反応を注意深く観察するようにしましょう．もしも患者さんがこのような問いに対して感情的に反応したなら，話を次の客観的な内容に進めるのではなく，共感を持ってその感情への対応を続けるようにしましょう．

3-6　Summarize　今後の予定をまとめる

　話し合いの終わりでは，話し合った内容をまとめ，さらに患者さんが今後取るべき行動をきちんと説明するようにしましょう．話した概要を簡単に紙に書いて渡すことができれば，それは患者さんやその家族にとって後々非常な助けになるでしょうし，将来の混乱を防ぐことによってあなたの時間を救うことにも繋がるでしょう．

　医師が感情を慎重に追跡すると会話はどのように進むのかを，先ほどのバック医師とクラーク氏の会話を例に見てみま

第3章　悪い知らせについて話し合う

しょう．

◎ Case 2　感情データに注意を払うことができたケース

起こったこと	そこから学べること
バック医師　CT検査の後から今日まで，どのようなお気持ちでしたか？	患者さんの感情を評価しています
クラーク氏　正直いうと，ずっと落ち着かなかったです．	
バック医師　不安だったということですか？	感情データを明確にし，名前をあげています
クラーク氏　そうなんです．昨晩は考えすぎてよく寝れませんでした．	
バック医師　そうですよね．検査結果を待つのは神経が疲れますよね．わかります．	患者さんの不安に共感しています．
クラーク氏　（頷く）	
バック医師　それでは，CT検査の結果を説明しましょう．よろしいですか？	本題に入るための許可を求めています．
クラーク氏　もちろん．お願いします．	
バック医師　CT検査ではよくないものが見つかりました．がんが肝臓に再発しているのが見つかったのです．5つの箇所でがんが再発していました．	警告のセリフを述べ，その後に悪い知らせを単刀直入に述べています．
クラーク氏　ええっ．そうなんですか？	

悪い知らせを話し合うためのロードマップ

バック医師 （深く呼吸をして，少し間を置く）	沈黙を使って，患者さんに応答する時間を与えています．沈黙がうまく効果を発揮するのは，医師が「共感的な間」を提供する時です．すなわち，患者さんの近くに寄り添って（この時患者さんの肩にそっと手を置いてもいいでしょう），パソコンに打ち込んだりせずにきちんと患者さんに注意を向けることによって．
クラーク氏 どうして．何で再発したんです．	感情　ショック
バック医師 この結果は私にとっても非常な驚きでした．がんが再発してないことを祈っていたのですが．	自身の感情の名前をあげています．そして患者さんがもっていた期待を代弁しています．
クラーク氏 でも，私はずっと健康だったのに．赤い肉を食べるのもやめたし．抗がん剤治療だって全部受けたのに．それで治るはずじゃなかったんですか？ もっと治療を受けておけばよかったんですか？	患者さんは依然としてショックを受けていて，説明を求めていますし，次第に感情は失望に移行してきています．
バック医師 あなたはすべて正しいことをしてきましたし，可能な手はすべて尽くしてきたと思います．私も非常に残念に思っています．	残念という感情の名前をあげています．そして彼が今までがんとの戦いで努力してきたことに敬意を評しています．
クラーク氏 子供にはどう言ったらいいです？	

57

第3章　悪い知らせについて話し合う

バック医師　それについては私たちが力になります．自分のお子さんに伝えることは大変でしょうが，とっても重要なことですものね．	この困難な課題に際して患者さんを支援すると表明し，また患者さんの心配ごとの重大さに対して理解を示すことによって，患者さんの不安に対して反応しています．
クラーク氏　ありがとうございます．治療はどうするんですか？	
バック医師　それでは治療に話を進めましょう．もちろん，あなたが納得いくまでしっかりお話しますから．まずはどのような治療の選択肢があるかについてお話するのはどうですか？	患者さんの質問によって，話を進める心の準備ができたことが示唆されており，それに対して反応しています．この先の話し合いの概要を提示し，実際に話を進めてよいか患者さんの同意を求めています．

　今回の会話では，前回のそれに比べて感情の動きがより大きくはっきりしていたと思います．患者さんの心配な気持ちはより明らかで，大胆で，生々しいものになっています．彼は明らかに失望し感情的でしたから，ともするとこの会話は，前回のものよりも困難なものになっていたかもしれません．しかし実際には，感情の扱い方を知る医師にとっては，患者さんの反応がより明らかなほうが扱いやすいのです．患者さんの心配ごとが何であるかがわかれば，それに直接的に対処することができます．その結果として，あなたの思い込みで話を進めることが

なくなり，本当に患者さんにとって重要な事柄に話し合いの時間を割けるようになるのです．

なぜ医者は感情にもっと注意を払わないのか

　これについては諸説ありますが，ほとんどの医師は医療現場で出くわす感情にどのように対処するべきか，きちんと教わったことがないためだと私たちは考えます．その他にもこういう声を耳にします．時間がないからだとか，「パンドラの箱」を開けないようにするためだとか，強烈な感情を前にすると落ち着きを失ってしまうからだとか．
　共感するうえで大切なのは，他人の感情の動きを観察する能力です．「ミラーニューロン（mirror neuron）」という神経細胞が神経学者の中ではよく知られていますが，これは私たちをして他人の立場に立ってものを考えられるようにしてくれるものです．医師は，この他人の立場に立って考える能力（mirroring capacity）を適切に用いつつも，あまり感情移入しすぎて自分を見失わないようにすることが肝要です．そのためには，相手の立場になってみたり，自分の気持ちに目を向けることができるある一定の距離感を患者さんと自分との間に保つことが大切です．このように一定の距離を保たないと，感情に押しつぶされそうになってしまうでしょう．では，実際にどうしたらそのような距離を保つことができるのでしょうか．そのためにはまず，自分自身の感情の動きを意識するようにして，強い感情が自分の中に起きた時にも動じないようにする必要があります．

第3章　悪い知らせについて話し合う

　そうすることによって患者さんの強い感情を前にしても，逃げ出すことなく，逆に患者さんのことを癒やしてあげられるようになるでしょう．

もしも家族が「本人には言わないでほしい」と言ってきたら

　本人には診断の結果を告げないでもらいたいと家族が要求している場合について，ここで言及しておきましょう．本人へ告知しないことは，倫理的に議論をよぶ題材です．家族からの守秘の要望にも関わらず患者さんに診断を告げた場合は，家族は無視されたとか無礼を働かれたと思うでしょう．また逆に家族の要望どおり患者さんに告げなければ，患者さんの自立性（autonomy）は損なわれ，あなたの良心も痛むでしょう．しかし，このようなジレンマは以前に述べた技術——知らせを告げる前に患者さんに尋ね，そして生ずる感情に対して共感をもって反応する——を用いることによって，多くの場合回避することができるのです．

　まず初めに，家族の考えを理解するように努めましょう．ここで覚えておいてほしいのは，家族は，ほぼすべての例において，患者さんのためを心の底から思ってそう言っているということなのです．「私たちは患者さんに告げる責任があります」と言うのではなく，「何を心配に思っているのか，教えてもらえますか？」と問うといいでしょう．そうすることによって，

もしも家族が「本人には言わないでほしい」と言ってきたら

家族の思いも大切にしたいという姿勢を伝えることができます．家族に尋ねることによって，患者さんが以前，明確に，自分は悪い知らせを聞きたくないし，そのような場合はすべてを家族の手にゆだねたいと述べていたということが明らかになるかもしれません．または，患者さん本人が過去の似たような状況下でとった行動から，患者さんの今の思いを推測しているということが明らかになるかもしれません．患者さんは告知を希望していないと家族が思い込んでいる場合は，今回は違う考えを患者さんはもっているかもしれないと伝えるといいでしょう．例えば「あなたのお母さんが病気のことを知りたいと思っているのか，それとも思っていないのか，ということをどうすれば知ることができるでしょうか」といった具合です．

多くの場合において家族は，その知らせが不必要に自分の大切な人を苦しめることになると信じて，悪い知らせから大切な人を守りたいと思っています．自分たちが感じている苦しみを大切な人には味わわせたくないと考えるのです．そのため，家族の感情に対しても共感をもって対応することが大切です．そのような対応の例としては「今は，あなたやあなたの家族にとっても非常に辛い時ですよね」とか「大変心配されてるんですね」といったものです．（興味深いことに，このように対応することによって，家族はこの人なら自分の大切な人に思いやりをもって話してくれるだろうと考えを変えることがあるのです）また，患者さんに診断を告げないということによってどのようなことが起こりうるのか，家族の考え方に対して敬意を払

第3章 悪い知らせについて話し合う

　いつつも説明することが大切です．「あなたのお母さんに診断を告げないことによって，どのような不都合が生じる可能性があるか，今までお考えになったことはありますか？　よかったら，私の心配していることを説明させてもらえますか？」といった具合にです．たとえば，がんの患者さん本人に診断は感染症であったと告げてほしいとその家族が求めてくるような場合，「がん」と言う単語を含んだ看板がかかった部屋で，本人が治療する必要があることをどのように説明するのかについて，家族は考えたことがないのです．
　この問題で本当に難しい部分というのは，どのようにして患者さんに本当のことを告げることなく患者さんの希望を聞き出すのかということでしょう．一番シンプルなやり方は，患者さんにどの程度まで知りたいと思っているのかを直接聞くことです．家族にそのことを説明する際には，患者さんに診断を告げるように仕向けることが「目的ではない」と明確に述べることが大切です．「彼女に知らせることなく，あなたが治療方針を決定するということに関して必ずしも反対というわけではないんです．ただ，それが彼女が望んでいる方法であるということを確認しておきたいのです」．

　患者さんに直接尋ねる前に，基本的なルールを確認し，予想される結果について予め考えておくことが大切です．第一に，あなたが患者さんに対して話す予定の内容を，家族を相手に予行練習するといいでしょう．そうすることで，あなたが患者さんの思いをどれほど大切にしたいと思っているのかを家族に理

解してもらえます．たとえば「ある人は自分の病気の事を直接言ってもらいたいと言いますし，またある人は家族やその他特定の人に代わりに聞いてもらいたいと言います．あなたはどういうお考えですか？」というふうに患者さんに訊くと家族に説明しましょう．第二に，もしも患者さんがすべてを聞きたいと言った場合は誰が実際に話をするのか，ということについて家族と打ち合わせをしておきましょう．最後に，あなたが患者さんの希望を尋ねる時に，家族も同席したいのか，それともそうでないのかを確認しておきましょう．

医療過誤について伝える時

　医療過誤はこの本の主題ではありませんが，担当医から過誤を患者さんに説明することの重要性をここで言及しておきます．このような場合の話のロードマップは今までにこの章で述べたものと大変似ています．すなわち過誤を悪い知らせと捉え，そこに謝罪を加えればいいのです．患者さんが医療過誤を周りくどいやり方で発見し，さらに何の説明も直接受けることがなければ，彼らはその医療者に対する信頼を失うでしょう．謝罪はつぐないであり，謝罪が過誤による問題を解決してくれるとかそういうことを期待するのではなく，ただそれを提供するべきです．ある程度の信頼関係をその後も保てるかどうかは，あなたが正直に話し，謝罪を提供する意思があるかどうかにかかっているのです．また医療過誤の開示に必要かつ特有な準備ステップとして，謝罪をする前に自分自身の罪悪感と向き

第 3 章　悪い知らせについて話し合う

合う必要がある，ということを言及しておきます．

> ### 真意をくみ取る
>
> 　転移性膵がんが新しく見つかったアジア人女性に話をする予定になっていた時のことです．
> 　私は，がんの診断とそれがもつ意味について話をしてほしいと主治医のチームに頼まれていました．私は前日に行われた CT 検査の結果と「悪い知らせを伝えるために」彼女が待っている部屋へ入りました．しかし私がその悪い知らせについて話し始める前に，彼女は義理の兄弟を看病している話を突然し始めたのです．彼女はその彼の担当医が彼にがんであると告げたことがショックであったと言いました．どういう意味かと尋ねると，彼女は「医者は患者にがんという診断は教えるべきじゃないです．本人ではなく家族に話すべきなんです．患者にとって，そういう知らせはあまりにも重たすぎるじゃないですか」．彼女はその話をすることで，自分は診断を知りたくないと暗に言っているのでした．彼女のおかげで，患者さんに悪い知らせを告げる前に「あなたはどの程度まで知りたいですか？」と聞くことがいかに大切なことであるかを再認識することができました．

この章のポイント　悪い知らせを告げる時は患者さんの感情データに注目すること．それは認知データよりも大切なものなのです．

●学習を最大限のものにするために●

- **経験を振り返り，書き出す**

   少しの時間を取って，あなたが悪い知らせを告げてきた今までの経験のうちで，いくつかの印象に残っているものを振り返ってみましょう．その一つのやり方は，心に浮かんできた物事をノートに書き出すことです．文法や字の綺麗さ，内容の一貫性などは気にしないようにしましょう．何の良し悪しも判断しないで，心に浮かんでくることだけに意識を集中しましょう．書くこと自体があまりにも左脳的すぎて不自由に感じるようでしたら，静かな場所に腰掛け，脳裏に蘇ってくる場面や，感情，感覚に思いを馳せるだけでもいいでしょう．そしてそれらの断片を集めてみて，そこから何が浮かび上がってくるか見てみましょう．それらのストーリー，場面，気持ちが，あなたの告知への取り組みに今までどのような影響を与えてきましたか？

- **一つにしぼって練習する**

   この章で取り上げた技術のうちで，あなたが練習したいものを一つだけ選びましょう．そうです．たった一つだけです．あなたの学習のための労力をただ一つのことに集中させてほしいからです．そして，たとえば共感的なコメントを述べることを練習したいとすれば，どこから始めるのかを決めるようにしましょう．（たとえば悲しみが現れた時にその感情を認めるようにしてみよう，という具合に）そして，明日からでも来週からでも構いませんから，実際の臨床でそれを実践してみましょう．また，それを振り返って，自己省察することを忘れないようにしましょう（これは帰宅の運転時など，簡単にできる時で構いませんから）．

第4章

治療の選択について話し合う
──「どのような形で意思決定に関わりたいですか？」──

　悪い知らせを伝えた後には多くの場合，治療の選択について話し合うことが課題となります．治療選択について話し合う際，医師は科学的なエビデンスを要約し，選択肢を患者さんに提示し，患者さんの価値観を理解し，最終的にどの選択肢を選ぶのかを決めなければなりません．このプロセスは多角的で複雑であり，そのすべてを網羅することは本書の範囲を超えています．ただ，明らかなことは治療の選択についての話し合いはただ単に情報を与えるだけのものではないということです．一般にいわれている治療選択の話合いに関するアドバイスの多くは，医師は薬を処方するが如く情報を患者さんに与え，しかもそれは多ければ多いほどよいという仮定に基づいています．たしかに情報を与えることは大切ですし，実際に患者さんは情報を与えてほしいと思っています．しかし，患者さんの困難な選択を手助けする医師にとって，より多くの情報をただ与えればよいというアドバイスはあまりにも単純すぎるでしょう．
　この章では，治療の選択に影響を与えるエビデンスをどのように伝えるのか，そして選択において患者さんとどのように話

し合っていくのかについて書いています．私たちのアプローチは，患者さんがどのように情報を捉え，吸収し，そしてどのように意思決定に関わりたいと思っているのか，ということに関する研究結果に基づいています．意思決定についての包括的な解決策を提示しようとしている訳ではありませんが，いくつかのコミュニケーションの技術を示すことによって，あなたや患者さんが少しでも楽に意思決定をできるようになればと願っています．

情報は諸刃の剣

　理にかなった意思決定のためには患者さんと医師が共に医療情報を活用することが必要不可欠ですが，さまざまな研究が示すところによれば重篤な疾患を抱えた多くの患者さんは必要な量の情報を受け取っていないと思っています．できるだけ多くの情報がほしいと大部分の患者さんはいいますが，逆に悪い知らせを聞くことを不安に思ったり，全部の詳細を聞きたくないと思ったりする患者さんも少なからずいます（10〜20％）．情報は患者さんが正しい意思決定を行う上で役立ちますし，コンプライアンスを改善させ，非現実的な期待を防ぎ，不安を軽減し，セルフケアを促進してくれます．

　情報を与えることでこのように有益な効果が得られるため，過去60年の間に米国の医師たちは命を縮める可能性がある疾患を包み隠さずに告知するようになっていきました．1961年に行われたアンケート調査では90％の医師ががんの診断を患

第4章　治療の選択について話し合う

者さんに告げないことが望ましいと述べていましたが，1979年には逆に97％の医師ががんの診断を伝えるのが好ましいと答えるようになったのです．そう，20年も経たないうちにこのような大転換が起きたのです．治療の選択肢が増え，医学的な複雑性が増す中で，医療倫理は患者さんの自主性や自己決定を「権利」であるとして重んじるようになりました．しかし研究によれば重篤な疾患についての情報は恐ろしく，気が滅入るものである可能性があるため，多くの患者さんが情報は諸刃の剣のようなものだと思っているのです．

　インターネットによって，患者さんがどのように情報を得るのかが大きく変わりました．患者さんの多くは病院に来る前に多くの情報をインターネットで調べてきますが，それでも医師を最も重要で信頼できる情報源として頼ると研究は示しています．また患者さんは医師から勧められたことや与えられた情報をインターネットで再確認し，自分の病気についての詳しい知識を身につけたいと思っているとも示されています．医師は治療選択について話し合う際に，患者さんは情報を欲しているということを考慮する必要がありますし，また患者さんはインターネットを情報源として活用していると理解する必要があります．

患者さんに情報を与えつつ，しかも圧倒しないようにする

　重篤な疾患を抱えた患者さんに多くの情報を与えると，どのような問題が起きる可能性があるのでしょうか？　考えられる

治療やその他の選択肢についての情報は，感情的な反応を引き起こす可能性を含んでいます．それは情報そのものが感情的なのではなく，治療の成功や失敗が生死を左右する可能性があるからなのです．冷静なときには難なく扱えたであろう情報の量も，治療の選択肢についての情報によって感情的に高ぶっている時には手に負えないものになってしまいます．医師は生存期間についての統計データにもはや慣れてしまっていて，さらに自分自身の命が危険にさらされている訳でもないので，患者さんのストレスを過小評価してしまい，患者さんはすべての量の情報を吸収できるものと勘違いしがちです．私たちが行ったある研究において，患者さんはこのように述べています．「彼が（生存率は）30％ですと述べ，さらにそのことについての説明を続けたのですが，私はショックのあまり固まってしまっていました．文字通りノートをとる手は止まってしまったのです．その会話の中で私が書き留めたのは30％という文字だけでした．私の中の時間はその時点で止まってしまって，先に進むことができませんでした．それは何とも形容しがたい経験でした」．

患者さんに合った意思決定への参加

　どの程度の情報を患者さんと共有すればよいのかは患者さんによってまちまちですし，どのくらい意思決定に関わりたいと思っているのかも，患者さん個人によってさまざまです．Degnerらが提唱したモデルによれば，患者さんの意思決定の

第 4 章　治療の選択について話し合う

　　好みは完全な医師中心の意思決定（paternalistic）と完全な患者さん中心のそれ（consumerist）を両端とするスケールで測ることができます※．現存する数少ない研究によれば，かなりの部分の患者さんは望んでいるやり方で意思決定に関わることができていません．患者中心主義と医師中心主義のどちらが優れているのかについては意見が別れるところですが，大切なことは，患者さんが何を必要としているのかを明らかにすることでしょう．

どのように意思決定に関わりたいと思っているのかを話し合うためのロードマップ

4-1 話し合いに備える

　　第 3 章において，適切な場所と時間を確保することの大切さについて述べましたが，それはここでも同じです．加えて，医師は言及する予定の治療についてのエビデンスや，そのエビデンスをどのように患者さんに適応できるのかについて知っておく必要があるでしょう．考えがまとまらないうちに話し合いに臨んでしまうと，患者さんの理解は深まらないでしょうし，この医師は自分に興味がないとか真剣味がないとか思われるかもしれませんし，最悪の場合は無能だと思われてしまいます．

※ Degner LF, Sloan JA, Venkatesh P. The Control Preferences Scale. Faculty of Nursing, University of Manitoba, Winnipeg. Can J Nurs Res. 1997; 29: 21-43.

どのように意思決定に関わりたいと思っているのかを話し合うためのロードマップ

4-2 何について決めなければならないのかを明らかにする

患者さんが決断を下すべき事柄は何であるのかを明確にすることが重要です．たとえば，「私たちが決めなければならいのは，大動脈狭窄症の手術を受けるべきかどうかについてです」という具合です．このような話をする際に，あなたは病歴や重要な所見について要約する必要があるかもしれませんし，患者さんの期待していることや理解できていることを把握しておく必要があるかもしれません．そして，その場で決断を下したいかどうかをたずねるようにしましょう．「方針を決定するために，これから話し合いを始めてもいいですか？ 他に話し合いに同席してほしい人はいませんか？」．

4-3 どの程度意思決定に関わりたいのか，明確に尋ねる

「あなたが健康上の問題に関して重要な決断を下さなければならないとすれば，どのようにしたいですか？ 選択肢の利点と欠点をすべて聞いた上で自分一人で決めたいですか？ それとも私と一緒に協力して決めたいですか？ それとも，あなたに最適な選択肢を私に選んでもらいたいですか？」．

4-4 医師と協力して決めたい，もしくは自分自身で決めたいという患者さんに，すべての選択肢を説明する

事前にたくさんの事柄について話すことになるため，もしも混乱してしまったら遠慮なく止めてくださいと言うようにしましょう．そして順を追って，各選択肢についての利点と欠点を

第4章　治療の選択について話し合う

述べましょう．適宜患者さんが理解できているのかを確認し，実際に理解していることを述べてもらいましょう．そしてあなたの意見を聞きたいかどうかもたずねましょう．

Road Map 4-5　医師に決めてもらいたいという患者さんに対して提案を述べる

あなたがその選択肢を勧める理由や，その他の選択肢よりもそれが優れていると考える理由を説明しましょう．そして患者さんの意見を述べてもらい，また質問がないかたずねましょう．

Road Map 4-6　患者さんの理解を確認する

患者さんの理解を確認するための簡単な方法は「今日の話し合いで得られたことを述べてもらえますか？」と聞くことです．もしくはあなた自身に責任をもってきて，「私は時にすべてをうまく説明できないことがあります．私の説明が明確であったか確かめるために，治療の選択肢についてのあなたの理解を述べてもらえませんか？」と聞くのもよいでしょう．この場合，「はい」「いいえ」で答えられる質問（たとえば，「話についてきていますか？」といったもの）はあまり役に立たない場合があります．というのも患者さんは気を使って「はい」としかいわないことがあるからです．

Road Map 4-7　決断を下すプロセスにどのように進みたいのかを確認する

「決断を下す決心がついているという人もいますし，しばらく考えたいという人もいますし，他人に相談したいという人もいます．今日はどうするのが一番いいでしょうか？」．

どのように意思決定に関わりたいと思っているのかを話し合うためのロードマップ

　以下は，ある会話の途中の場面です．バック医師はCTスキャンの画像を見終わって，転移性大腸がんに対して緩和的化学療法を行うかどうかの話をしようとしています．バック医師は新しい臨床試験のデータが出ているかどうかを前もって確認し，治療の奏効率のデータについてもインターネットで素早くおさらいをしておきました．というのも，A氏は詳細について知りたがる人だと知っていたからです．

◎ Case 1　どのように意思決定に関わりたいと思っているのかをたずねたケース

起こったこと	そこから学べること
バック医師　それでは，大腸がんの治療へ話を進めていってもよろしいですか？	話を先に進めても構わないかどうかをたずねることによって，患者さんに次に話し合う内容が何であるか伝えることができますし，質問する機会を与えることもできます．
A氏　ええ．お願いします．	
バック医師　いくつかの治療の選択肢がありますので，どれがあなたに最適であるのかを選ぶことが次のステップになります．	決めるべき事柄を明確にしています．
A氏　どんなものであってもそれが最適であるなら構いません．できるだけ早く治療を開始したいと思っています．	

第4章　治療の選択について話し合う

バック医師　あなたに最適な治療法を選びたいと私も思っています．ただ何が「最適」であるかは，あなたが何を大切にしているのかによって変わってきます．また，あなたに合ったやり方で意思決定に関わってもらいたいとも思っています．つまり，自分自身で決めたいのか，それともあなたに代わって私に決めてもらいたいのか，それともその間をとって私とあなたが一緒になって決めたいのか？　どのようにすればいいでしょうか？	患者さんとともに「最適」を探していこうとしています．しかし，バック医師はここではその点にあまり深入りしていない点に注目です．というのもこのことについては，各選択肢について説明した後に詳しく話し合うことができるからです．また意思決定にどのように関わりたいのかもたずねています．
A氏　もちろん先生のお考えをお聞ききしたいと思っています．また先生のご経験についても．	
バック医師　了解しました．それでは私の経験についてお話するのを忘れないようにしますね．それではまず，治療の選択肢について大まかな話をしましょう．この紙に書き出しながら話を進めるようにしますね．	バック医師は会話の記録を患者さんに渡せるように，話の概要を紙に書き留めるようにしています．
A氏　どうもありがとうございます．それは話の内容を覚えておくのに役立ちますね．	
バック医師　あなたのがんに対する治療の主な選択肢は抗がん剤になります．あなたのケースに最適と思われる2つの抗がん剤について話します．	

どのように意思決定に関わりたいと思っているのかを話し合うためのロードマップ

まず1つ目は……． 2つ目は……． それでは今からそれぞれの薬の良い点と悪い点について話しますね．もしも私の話でわかりづらい点があれば，途中でも遠慮なく言ってください……． 何か質問はありますか？	

その後……

バック医師 これらの選択肢について私が上手く説明できたのか，そしてそれらの違いがよくわかって頂けたのかを確かめさせてください．よかったら，これらの選択肢の違いと，それらを選ぶことによってどのようにあなたの生活に影響が及ぶと考えられるのかについて，あなた自身の言葉で教えてもらえますか？	開かれた質問によって患者さんの理解を確認しています．

その後……

バック医師 どちらの選択肢にするのか，決める心の準備はいいですか？ もしくは一度家に帰って考えて，また別の日に最終的に選ぶほうがいいですか？	決断はいつにしたいのかを確認しています．

　どのように意思決定を進めていくのかを上の会話で例示しましたが，その中でバック医師は統計データについての説明にあまり時間を使っていませんでした．実は多くの医師にとって，

第4章　治療の選択について話し合う

　この統計データの使い方がつまずきの元となっているのです．というのも，統計データは患者さんの理解を助けると同時に混乱も生じさせるからです．ここで，統計データの使い方についての2つのおすすめのものを紹介します．まず1つ目のやり方は，1つまたは2つの最も重要なデータのみを取り上げるに止め，それらを集中して説明するやり方です（このことについては次章でさらに詳しく述べています）．もう1つはデータを両側面から説明するやり方です．つまり，たとえば治療効果のデータを治癒する確率として捉えてまず説明し，続いて再発する確率として捉え直して再度説明をするということです．このように両側面から説明するやり方は患者さんの理解を助けるという研究結果がいくつか存在しています．

効果的な意思決定の補助法

　患者さんの意思決定を助けるための自己補助法が，文書やコンピューターやコーチングを使った形で多く研究されていますが，それらは一般にはあまり出回っておらず，またそのすべてを解説することは本書の目的ではありません．そこでここでは医師が使うことができる即効性のある，コミュニケーションの質を上げるための2つの補助法を紹介したいと思います．

　1つ目は短い要約を患者さんに渡すことです．Tom Smithによれば，短い要約とは医師が患者さんと話している間に，会話の大まかな流れを書き留めたものです[※]．これは患者さんの理

※ Smith T J. Tell it like it is. J Clin Oncol. 2000; 18: 3441-5.

効果的な意思決定の補助法

解を助けるうえで大変役に立つものであると私たちも考えます．この要約は診断，（がんの）病期，治療の選択肢，治療効果，そして副作用などの情報を含んでいます．これはもともとがんの患者さんに対して提案されたものですが，その他多くの医療現場における意思決定の話し合いにも応用できるでしょう．

　2つ目の補助法は話し合いの録音を患者さんに渡すことです．この録音を渡すことに関する無作為化比較試験がこれまでにいくつも行われてきましたが，結果は総じて肯定的なものでした．この方法では余分な時間を割く必要がありません．患者さんに許可をもらい，レコーダーで録音を開始するだけでいいのです．この録音は患者さんの理解を助けますし，話し合いに同席できなかった家族にとっても非常に役立ちます．しかし，辛い話し合いを再度聞くことを喜ばしく思わない患者さんがいるのも事実です．患者さんはその録音を聞くことによって，より多くの苦痛を感じることがあるため，たとえばがんの再発についての話し合いの録音を渡すことによって得られる効果はプラスとマイナスの側面を両方含んでいます．

　視覚的な補助法はどうでしょうか．まずどのような患者さんにどのような形式のものがあっているのか（円グラフか，それとも点図表か）ということに関するデータが不足しています．また私たちは日々の臨床の中で，このような視覚的補助を作っている時間はありませんし，そのような視覚的な補助が一般には手に入らないことも問題です．

第4章　治療の選択について話し合う

> **この章のポイント**
>
> 患者さんにどのように意思決定を行いたいのか尋ねましょう．それは後々に物事がスムーズに運ぶように助けてくれますし，患者さんの満足度も上げてくれるでしょう．

● 学習を最大限のものにするために ●

- **テクニックを一つ選び，実践し，ふり返る**

　まず練習したいテクニックを一つ選びましょう．そして以前にも述べたように，それを実践することが大切です．たとえば，患者さんに意思決定をどのように行いたいのかを尋ねるようにしてみるという具合です．そして自分に対して，どうしたら自分が上達しているかわかるだろうかと自問してみましょう．話し合いの後に，患者さんがどのように意思決定に関わりたいと思っているかを，よく理解できたと実感できたときに上達がわかるでしょう．もしくは話し合いの終わりに，意思決定に関する好みを尋ねられてどのように思ったのかを患者さんに尋ねてみてもよいかもしれません．

第 5 章

予後について話し合う
―― やってもやらなくても難しい状況になってしまう ――

　　　　予後について患者さんと話し合う際に医師は，いくつかの相反する感情を経験します．医師にとって，この病気があなたの命を奪うことになるでしょうと患者さんに告げることは，多くの場合「死刑」を言い渡しているような気持ちにさせるものです．予後についての会話は難しいため，その代わりに症状や今後の計画についての話に終始してしまったり，治療が奏効することを祈るばかりで，予後について話すことを避けてしまいがちです．
　しかしその一方で私たちは，死期がどれだけ近づいているのかを患者さん自身がきちんと認識できていないと，最期にどのようなケアを受けたいのかなど，最期の時間に関して十分に話し合うことができないことも知っています．そしてそのような話し合いができていないと，家族や医師が患者さんに代わって――しばしば対立と心の痛みを伴って――最期の決断を下さなければならない状況になってしまうことも知っています．そのため多くの医師は，予後を患者さんに告げたいという思いと告げたくないという思いという相反するものを抱えているのです．

第5章　予後について話し合う

　患者さんは患者さんで，医師とは別の相反する思いを抱えています．一方では患者さんは予後に関する情報をたくさん受け取りたいといいます．たとえばある英国の調査では，87％の患者さんが「可能な限り全ての情報」がほしいと述べました．しかし他方では，患者さんは医師に気遣いをもってほしいと思っていますし，医師が患者さんに希望を与えることは非常に重要であると述べています．さらに問題を複雑にすることには，無視できない割合の患者さんが予後に関する情報を一切聞きたくないといいますし，ある文化圏においては悪い予後を告げることは非常に縁起が悪いと考えられているのです．

　また，患者さんと医師は共に統計データの限界を認識し，それらをうまく取り扱う必要があります．統計データはある母集団における平均的な結果を示すだけで，そのまま目の前の患者さんの未来を言い当てている訳ではなく，むしろその患者さんはその平均から大きくずれている可能性すらあります．それに多くの患者さんは5年生存率が5％であると聞いて，その数字の意味をきちんと理解してもなお，自分はその幸運な5％のうちの一人になるに違いないと考えるものなのです．そして医師もこの偏った楽観主義を患者さんと共有する傾向にあります．ある調査では，ホスピスに転院が決まった患者さんの主治医にその患者さんの予後を尋ねたところ，患者さんと関わった期間が長ければ長いほど予後を実際よりも長めに予想するという結果が出ました．これはなぜでしょうか．おそらく，よく知っている患者さんの死を予言することは非常に辛いことだからかもしれません．

◆落とし穴◆
患者さんが予後に関して,どの程度知りたいと思っているのかをわかっているつもりでいる.

解決策
どのように予後に関して話をしてほしいかを患者さんに尋ねる.

現実主義,楽観主義,そして逃避主義

　前述のように相反するさまざまな思いが交錯しているため,予後に関する対応が医師によってさまざまであるのも納得がいきます.一般には,予後に関する話し合いへの対応の仕方で医師を大きく3つのグループに分けることができます.すなわち「現実主義者（realist）」と「楽観主義者（optimist）」と「逃避主義者（avoider）」とにです.ある研究はこの分類を裏付ける結果を示しています.その研究では37％の医師が予後についてすべて包み隠さずにありのままを伝えるといい,40％がある程度オブラートに包んで（通常は楽観的な感じで）伝えるといい,23％は全くそのことには触れないといいました.各主義にはそれぞれの考え方が背景にありますし,意図しない結果も伴っています.現実主義者は患者さんの自主性を尊重することに重きを置いています.彼らは患者さんが正しい判断をするためには,まず状況を正確に理解することが必要であると考えるのです.しかし,意図しない結果として,彼らは無神経とか,もっと悪い場合には無慈悲であるという印象を与えてしま

うことがあります．楽観主義者は患者さんに希望を与えることを重要視します．患者さんは医師に励ましを求めているし，何かできることがないのかを教えてほしいと思っていると考えるからです．しかし意図しない結果として，楽観主義者は時に患者さんやその家族に対して最期を迎えるための十分な準備をさせてあげられないことがあります．逃避主義者は統計データの限界性を強調し，個々のケースの経過は予想することができないと考えます．つまり，患者さんは曖昧な可能性をいわれても混乱するだけだと考えるのです．しかし，その意図しない結果として，彼らは冷徹に見えたり，無責任に見えたりしますし，医師としての専門知識や経験を共有しようとしていないと思われ患者さんの信頼を失ってしまうことがあります．

　予後に関する話し合いがどの程度行われるのかについて，医師と患者さんが暗黙の了解を作ることもあります．この相互作用の極端な形態として，医師と患者さんは病気の不都合な部分について触れないように，「聞かない，告げない」という暗黙の合意をすることがあると研究では示されています．しかしそのような患者さんも，待合室で自分と同じような病気でかつ進行した状態にある患者さんと話すことによって，もしくは自分の身体の衰えを直接感じることによって，自分の予後の限界を察するものなのです．

話し合う内容を交渉するためのロードマップ

　多くの患者さんは予後について少なくともある程度の情報が

ほしいといいます．しかし予後と一言でいってもたくさんの種類（無病生存期間，全生存期間，奏効率，1年生存率など）があるため，それぞれの患者さんがどのような予後の情報を知りたいと思っているのかを推定することは，不可能ではないにしても困難です．患者さんの教育水準が高いとより多くの情報を知りたがるとか，病期が進行した患者さんはあまり情報をほしがらないということは知られていますが，そのような一般的な傾向は個人の患者さんを前にしたときにはあまり役に立ちません．医師は，患者さんが何を知りたいと思っているのかをきちんと理解した時にのみ，患者さんに「適切な」情報を与えることができます．また患者さんはどのような題材をどのようなタイミングで話し合うのかを，医師と相談したいと考えています．そのため私たちは，予後の話し合いに関する方法論を，交渉を基礎とした形で構築しました．

Road Map 5-1 最初の質問：あなたはどの程度まで知りたいと思っていますか？

患者さんは一般的に，何を話し合いたいと思っているのか，そしてどの程度詳細に聞きたいと思っているのかを医師に伝えることができます．そのため，私たちは1つの簡単な質問「あなたは自分の予後について，どの程度まで知りたいと思っていますか？」から始めることにしています．この問いはいくつかの機能を果たします．まず，「はい」「いいえ」以外の反応を患者さんから引き出すことができます．そして，医師と交渉しながら予後について話し合いを進めていけるという印象を，患者さんに与えることができます．ここで以下のように述べること

第 5 章　予後について話し合う

によって，患者さんがこの初めの問いに答えるのを手助けすることができます．「ある患者さんはたくさんの詳細な情報について聞きたいといいますし，ある患者さんは大きな全体像だけを聞きたいといいますし，またある患者さんは自分の未来に予想されることを全く聞きたくないといいます．あなたはどのような考えをお持ちですか？」患者さんがこのような問いに対してどのように答えるかによって，次に進むべきステップが決まります．ここで一般的に，患者さんの反応は 3 つに分けることができます．つまり，くわしく知りたいという場合と，知りたくないという場合と，知りたいけれども知りたくないという自己矛盾している場合です．

詳しく知りたいという患者さんに対して

　この種類の患者さんと話を進めるうえで大切なことは，彼らは他の患者さんに比べて，欲する情報をよりよく理解しようと努めるし，それらをよりよく記憶しようとするということです．

Road Map 5-2a　話し合いの内容を交渉する

　患者さんが知りたいと思っている事柄が何であるかを明確にし，そのニーズに応えるための話す内容を提案することによって，医師は与える情報を交渉することができます．そしてこの交渉を通じて，患者さんはどのような種類の情報を自分は聞きたいと思っているのか，そしてそのための心の準備がどの程度

できているか，自身で確認することもできます．たとえば，「私は自分の予後を知りたいと思っています」という患者さんに対して医師は「あなたの予後の，具体的にはどのような情報を知りたいと思っていますか？」と聞くことができます．もしも患者さんが言葉に詰まってしまったら，さらに次のように言うといいでしょう．「いくつかの方法でお話をすることができますので，どの方法があなたに一番適しているのかを教えてください．まずはいくつかの統計データ，つまりあなたと同じ病気で同じステージの患者さんが平均してどの程度生きることができるのかといったことをお教えするやり方です．もしくは，想定される最悪のシナリオと最もよいシナリオをお話することができます．またはあなたが大切にしている未来のイベント，たとえば結婚記念日などがあれば，そこまで生きることができそうかを話すこともできます．これらの中で何かあなたに合いそうなものはありますか？」

5-3a 情報を与える

この時点であなたは，患者さんが予後についての情報を知りたいと思っていること，そしてどのような種類の情報を聞きたいと思っているのかを明確に理解できているはずです．このように話し合う内容が決まった状態であれば，たとえ悪い予後のように伝えるのが困難な内容であっても，医師は率直に伝えることができるでしょう．もしも患者さんが「私と同じ病気の患者さんが，平均してどの程度の期間を生きることができるのかを知りたいです」と述べたとすれば，「研究によれば，転移性

第5章　予後について話し合う

大腸がんの患者さんは半分の人が2年以内に亡くなり，95％の人が5年以内に亡くなります」というように答えることができるでしょう．ただしこのようなことを述べた後には話を止めて，間をとって，話を次に進めても大丈夫そうかを確認するようにしましょう．事実に関する情報はゆっくりと少量ずつ伝え，患者さんがきちんとそれを消化し，それに反応するための時間を確保することが大切です．

 その知らせに対する患者さんや家族の反応をきちんと受け止める

患者さんや家族は予後について伝えられた際に，特にそれが悪いものであればことさら，何らかの感情的な反応を示すでしょう．医師は多くの場合，感情的な反応から目をそらしてしまうものですが，本当は感情を言葉に出して認めることによって，その会話をより深いものにできると私達は考えます．

たとえば，「どうやら話した内容は，あなたが期待していたよりも悪かったようですね」とか「このことを聞いて，どのように思いましたか？」とか「動揺してしまうのも無理はないと思います」と言うことができるでしょう．

つまりこのような状況においては，共感的な言葉を述べることが大切なのです．ここで共感的な言葉とは，相手の感情に気づいているということや，相手の立場を理解しているということ，また感情を大事に扱おうとしていることを示す言葉のことを指します．また相手を支持するような言葉や，感情にきちんと向き合おうとしているということを表現する言葉をも含みます．（第3章で述べた，「感情に対して言葉を使って反応する」

詳しく知りたいという患者さんに対して

という共感的な言葉のリストを参考にしてください．きっとあなたの役に立つことと思います）共感的な沈黙も一般的には非常に強力な効果をもっていますが，この場合においては，感情について話してもいいのだろうかと患者さんを困惑させてしまうかもしれませんから注意が必要です．

5-5a 理解を確認する

　患者さんや家族はしばしば複雑な医療情報の悪い部分，もしくはよい部分だけを拾って，全体を誤って解釈してしまうことがあります．そのため，患者さんに伝えようとしたことがきちんと伝わったのかを確認する必要があります．たとえばこう聞くことができるでしょう．

　「奥さん（旦那さん）もしくはあなたの友人に今日の話の内容を説明するとしたら，どのように伝えますか？」．

　以下は，情報をできるだけ知りたいという患者さんとの会話の例です．

◎ Case 1　詳しく知りたいというケース

起こったこと	そこから学べること
T医師 今まであなたの病気の状態について詳しく話をしてきました．続いて，あなたのがんの予後についてお話しましょうか？　何かそのことについて，特に聞きたいことはありますか？	最初の質問を投げかけています．

第5章　予後について話し合う

K氏　私があとどれ位生きることができるのかをぜひ伺いたいです．やりたいことがあるので．	彼はくわしい情報を知りたい患者さんのようです．
T医師　もしもよかったら，そのやりたいことについてもう少し教えていただけますか？　そうすれば私もそれに即してお話ができると思うので．	話し合う内容を交渉しています．
K氏　私の妻と，長年の友人と私の三人で，この秋に旅行に行く予定なんです．また私の孫娘が今度の春に卒業式を控えています．	彼のやりたいことについて，具体的な状況が述べられています．
T医師　そうなんですね．それはお聞きしておいてよかったです．その旅行については，数カ月先なので恐らく問題なく行けると思います．それに孫娘さんの卒業式もそのさらに数カ月先のことなので，十分に参加できる可能性があると思いますよ．	患者さんのやりたいことに合わせた形で情報を与えています．
K氏　（沈黙）	「彼は今何を思っているんだろうか」というように考えてみることが大事です．
T医師　期待していたような内容でしたか？	共感的な言葉で患者さんの感情を探ろうとしています．
K氏　ええ．おそらく，それを聞いて安心したんだと思います．	
T医師　そうですよね．予後に関する話は何というか，デリケートな内容ですものね．	もう一つ別の共感的な言葉をかけています．

詳しく知りたいという患者さんに対して

K氏　ええ．その通りです．	
T医師　もう少しくわしく話を聞きたいですか？	
K氏　いいえ．今日はもうここまでで遠慮しておきます．よかったら，また次の機会にお願いするかもしれませんが．	ここは重要なポイントです．患者さんは情報を知りたがっていると医師は思っているので，ともするともっとくわしい生存率に関するデータなどの話をしていたかもしれません．しかし，ここで明らかになっているように，実は患者さんは話を続けることを望んでいなかったのです．T医師はすでに患者さんの需要を十分に満たしていたのです．
T医師　それでは，今日話した内容をあなたの奥様に伝えるとしたらどのように話をするのか，教えてもらえますか？	患者さんの理解を確認しています．
K氏　ええ．おそらく孫娘の卒業式までは生きることができるんじゃないかと言われた，と話します．	患者さんは正確に話の内容を理解しています．
T医師　もっと詳しくはまた次の機会に話し合いましょう．次回の話し合いには奥様も連れてきて頂いても結構ですよ．もしも彼女が希望するようであれば．	

第5章 予後について話し合う

この種の会話は時間をかけて展開していきます．次の会話はその後の別の面談でもたれたものです．

◎ Case 2　詳しく知りたいというケース，その後の面談

起こったこと	そこから学べること
K氏　ずっと考えていたのですが，以前に私の孫娘の卒業式のことについて話してくださいましたよね．具体的にはどの位の時間が残されているんですか？ 数年間ですか？ それとも？	以前に与えられた情報をある程度消化して，さらに詳しいデータを聞きたいと思っているようです．
T医師　それでは，ステージ4の大腸がんの患者さんが通常はどれ位生きられるものなのかを，お話しするのがよろしいでしょうか？	話し合いの内容を交渉しています．
K氏　ええ．そうですね．でも，誰も未来のことはわからないのでは？	
T医師　患者さん各人がどの位生きるのかは，もちろん言い当てることができません．私がお話できるのは，この種のがんを患った患者さんが平均してどの位生きるものなのかということです．	これから話し合われる内容は，統計的な話であって個人の寿命とは異なるということを患者さんが理解できるようにしています．
K氏　そうですね．私はあらかじめ将来の計画を立てておきたいタイプの人間なので，事実を教えてください．	彼は話の内容の性質を理解した上で，話を聞きたいと思っているようです．

詳しく知りたいという患者さんに対して

T医師 あなたがあとどれ位生きることができるのかを言い当てることはできませんが，私がお話できるのはこのようなものです．転移性大腸がんで肝臓に転移がある患者さんは抗がん剤による治療を受けると，一般的に数カ月から数年間生きることができます．それはつまり，よくないケースでは数カ月の時間が残されていて，よいケースでは数年間の時間が残っているということです．そして，その平均値としては2年位の時間になります．あなたはがん以外の部分は非常に健康ですし，現在までのところ治療にもよく反応していますから，通常の場合よりも長い時間が残されていると思っています．ここまでの話，おわかりになりますか？	情報を与えています．
K氏 ええ．少し安心しました．	患者さんの返答がどういうことを意味するのかはっきりしません．そのためもう少し聞いてみています．
T医師 それはどういう意味ですか？	患者さんの感情を掘り下げて聞いています．
K氏 もっと残されている時間が短いと思っていたんです．同じようながんを患った知人がいたのですが，彼は数カ月で亡くなって	

第5章　予後について話し合う

しまったので．でも 2 年というのもそんなに長い時間ではないですね．	
T医師　ええ．本当はもっと長ければと私も思います．ただ，これはあくまでも平均の話であって，あなた個人に対する予想ではありません．あなたに残されている時間がもっと長いものであるように祈っています．あなたは私の他の多くのがん患者さんに比べて健康ですから，それはいい兆候だと思っています．	患者さんの反応を共感的に受け止めています．
K氏　わかりやすく教えてくださってありがとうございました．	
T医師　どういたしまして．今日の話し合った内容を家に帰ってどうご家族に話すのか，よかったら教えてもらえますか？	患者さんの理解を確かめています．
K氏　他の多くの同じ種類のがん患者さんに比べて，私は健康なほうなので，平均的な場合に比べて長生きできる可能性があります．そして，その平均的な場合とは 2 年間のことをいいます．	
T医師　話した内容を正しく理解してもらえたようですね．それでは次に話を移しましょうか．	

知りたくないという患者さんの場合

　はじめの質問に対して，予後に関する話を聞きたくないと言う患者さんもいます．このような場合，医師は少し困った立場に置かれることになります．というのも，医師は患者さんの聞きたくないという希望を尊重したいと思う一方で，患者さんが事実ではなく希望的観測に基づいて，誤った判断をしてしまうのではないかと危惧することになるからです．
　このような患者さんに対しては次の3つの原則が役立ちます．
　第1に，患者さんが知りたくないと思う理由を理解することによって，逆説的にですが，困難な内容について話し合うきっかけが見出されることがあるということです．第2の原則は，意思決定のためには予後についての詳細を患者さんが必ずしも理解している必要はないということです．望まない情報を患者さんに突きつける事は，多くの場合時間の無駄ですし，逆効果となることすらあります．患者さんが「この医者はこっちの立場を理解してくれない」と感じたり，その突きつけられた事実によって「脅された」と感じたりすることもあるでしょう．最後の原則は，自分は予後について聞きたくなくても，家族になら喜んで話をしてもらいたいという患者さんもいるということです．そのため，他に予後について話ができる人がいないか聞いてみるとよいでしょう．このような家族のキーパーソンは患者さん本人の判断が現実的なものになるように保証してくれるはずです（もしくは患者さんのために必要に応じて介入

第 5 章　予後について話し合う

してくれるでしょう）．

 患者さんがなぜ知りたくないと思っているのか，その理由を聞き出して，それを理解するように努める

　　多くの医師は，予後について聞きたくないと患者さんが言った途端に何もせずに身を引いてしまいます．しかし実際は患者さんの視点を理解することによって，彼らの論理過程やストレスへの対処能力についての情報が得られるでしょう．また，なぜ患者さんが知りたくないと思っているのかを尋ね，そのことについて話し合うことによって患者さんとの信頼関係が深まることもあります．
　　そのため以下のように言うといいでしょう．「なぜ予後について話し合いたくないと思われるのか，よかったら教えていただけますか？　というのも，今後その他の大事な事柄を話し合う際に，どのようにすればよいのか参考になると思うので」．
　　このように尋ねることによって，悲しい気持ちが話を聞くことでさらにひどくなるのを恐れている，ということが明らかになるかもしれません．または，話し合いによる奥さんへの影響を心配しているとわかるかもしれませんし，自分の息子さんにすべての判断を任せたいと思っていることがわかるかもしれません．このように，患者さんに聞きたくない理由を尋ねることで，実用的で役立つ情報が得られるのです．

 患者さんの気持ちを認める

　　患者さんの気持ちに対して——それがどのような類のもので

あれ——共感的な言葉をかけることが大切です．そうすることによって，患者さんの論理的思考についてだけでなく，患者さんの感情についても理解していると示すことができます．

将来，再度そのことについて尋ねてもいいかを聞く

このために以下のように言ってみるといいでしょう．「私の経験では，予後に対する個人の考え方は時間とともに変化していきます．そのため将来，またこの件について再度尋ねるようにしたいと思っています．またもしもこの先，予後について聞きたいと思うようになったら遠慮無く言ってくださいね．よろしいですか？」．

予後に関する情報によって現在の患者さんの判断が変わる可能性があるのか，個々のケースで考える

医師は時に，患者さんが自分の予後について誤って理解していて，そのせいで誤った判断を下していると感じることがあります．そのような場合は，必要な情報を限定的に伝えてもいいかを交渉するとよいでしょう．または差し迫って必要な判断をしてもらうために，患者さんの代理人に対して情報を開示してもよいかたずねてもいいでしょう．ここで大切なことは，その予後についての情報を伝えることが今本当に必要なのかどうか，ということです．もしも予後について今話し合わなければならないという明確な理由が見つからない場合は，患者さんの聞きたくないという希望を尊重するべきでしょう．

第5章　予後について話し合う

　患者さんは他の人を指定して，その人に情報を伝えてもらいたいと述べるかもしれません．患者さんの許可のもとで家族に情報を伝えることによって，患者さんが現実的な期待に基づいて正しい判断をできるように，彼らが手助けできるようになるでしょう．

　予後について伝える差し迫った必要があると考えられるにもかかわらず，話を伝えることができる人が患者さん以外に誰もいないというような特殊な状況に陥ってしまった場合は，限定的な情報を患者さんに開示してもよいかを交渉するといいでしょう．その場合，なぜそのことについて話す必要があるのかを説明することから始めましょう（例：「あなたが予後についての話を聞きたくないということはわかってしますし，その希望を尊重したいと思っています．しかしそれでも，予後について本日話し合う事が非常に重要なのです．というのも，その情報を聞くことによって，今あなたが下そうとしている判断が変わる可能性があるからです．そのように聞いて，どう思われますか？」）．

　以下の会話では，初めは予後について話し合うことを拒否しているようにみえた患者さんが，交渉を通じて，一部の情報についてなら話を聞いてみたいというように考えが変わっていきます．

知りたくないという患者さんの場合

◎ Case 3　知りたくないという患者さんに対して，話す内容を交渉できたケース

起こったこと	そこから学べること
T医師　あなたはご自分のがんの予後についてどれくらい聞きたいと思われますか？詳細な情報をできるだけ多く聞きたいと言う人もいますし，概要だけ聞きたいと言う人もいますし，そのような話は家族に代わりに聞いてもらいたいという人もいます．あなたのお考えを聞かせてもらえますか？	最初の質問をしています．
P婦人　私の寿命がどれ位かなんて誰にもわからないでしょう．	
T医師　ええ．その通りです．お話できるのは統計データと平均値に基づいた予想だけです．また，皆がそのような話を聞きたいと思う訳ではありません．	患者さんがなぜ話を聞きたくないのかを探ろうとしています．
P婦人　私の寿命は神様だけが知っているんだと思っています．	
T医師　信仰はあなたにとって非常に大事なことのようですね．	患者さんの価値観を認めています．
P婦人　もちろんです．私が通っている教会の人たちは皆，私のために祈ってくれているんです．	ストレスに対処するにあたって，信仰が重要な役割を担っているようです．

第5章　予後について話し合う

T医師　そのようなサポートがあるのは素晴らしいことですね．	彼女の信仰に対して敬意を表しています．そして今日は話をする必要がないと判断しています．
P婦人　そうなんです．彼らがいなかったら今頃どうなっていたか．	
T医師　そのような心強いサポートをお持ちで，あなたは幸運ですね．それではその他のことについて少し話してもいいですか？あなたの将来について考えてみるとき，何か特に不安に思うことはありますか？	患者さんが心配している，事柄を探っています．
P婦人　先生が説明して下さった抗がん剤がうまく効くといいと思っているんですが．	
T医師　ええ．私も同じ気持ちです．ところでその抗がん剤がどの位の確率で効くのか，お聞きになりたいと思いますか？	患者さんが聞きたいと思っている情報がどのようなものなのかを予測し，その正否を検証しています．
P婦人　そうですねえ．どうでしょうか．	
T医師　聞きたいのかどうか，はっきり決められないようですね．	
P婦人　そうですね．いや，聞きたいとは思うのですが．でもどうなんですか．未来のことは神様にしかわからないんじゃないですか？	彼女の知りたいという気持ちと，彼女の信仰とが対立しているようです．

知りたくないという患者さんの場合

T医師 ええ．ただ，抗がん剤が効くかどうかを聞いても，あなたの信仰には影響はないと思いますよ．敬虔な信仰を保ちながら，臨床試験や研究によって得られた情報を活用することは問題にならないと思います．他の人が過去にどのような経過をたどったのかを知ることによって，自分の将来の見通しを立てることができると思いますよ．	予後を知っても，信仰には影響はないということを説明しています．
P婦人 それもその通りですね．それじゃ，その抗がん剤はどれくらいの確率で効くんですか？	
T医師 そうですね．10人に4人の確率で抗がん剤によってがんが小さくなります．しかしそれは逆の言い方をすれば10人に6人の確率で，抗がん剤が効かないということです． 通常は抗がん剤治療から2カ月後にCT検査をして，実際にがんが小さくなっているのかを確認します．そして抗がん剤が効いているようであれば，その治療を続けます．逆に薬が効いておらずがんが大きくなっている場合にはまた別の治療を考えなければなりません． ここまでの話，おわかりになりましたか？	統計データを2つの側面から説明しています．つまり，抗がん剤が効く確率と逆に効かない確率との両側面からです．

第5章　予後について話し合う

P婦人 10人に4人の人は抗がん剤が効くとおっしゃいましたよね.	
T医師 ええ，その通りです．どうですか．期待していた通りの内容でしたか？	患者さんの理解を強化しています．
P婦人 教会にいる同志たちに頼んで私のために祈ってもらいます．私がその4人のうちの1人になれるように．私一人では心細いので．	
T医師 そうですよね．このような話を聞くのは辛いですよね．	共感的な態度で患者さんの感情を推測しています．
P婦人 ええ，そうですね．でも，聞いてよかったと思っています．というのも，これでどんな状況に自分がいるのかがわかりましたし，神様にどんなことをお願いすればよいのかわかりましたから．	
T医師 その他にお聞きになりたいことはありますか？また，次回お会いした時に再度，予後について聞きたいことがあるかお尋ねしてもいいですか？	再度この話題を話し合ってもいいかを確認しています．
P婦人 今は特にこれ以上聞きたいことはないですが，もしも今後何か質問があれば聞くようにしますね．	

相反する感情をもった患者さんに対して

　患者さんの中には，予後について知りたいというグループと知りたくないというグループのいずれにも分類できない人が一定数以上います．このような患者さんは予後に関する情報について相反する感情──知りたくもあり，かつ知りたくもないというような感情──をもっています．このような患者さんは話し合いにおいて態度が曖昧でなかなか方向性が定まらず，医師の勧めていることと逆のことを知りたがったりして，医師を困らせてしまうことがあります．また，その相反する感情ははっきりと表に出てこない場合もあります．患者さんは言葉では予後について話を聞きたいと言いながら，話題を変えたり，視線をそらしたりして話を聞きたくないということを暗に伝えてくることもあるのです．このような自己矛盾した感情に対応するためのコツは，言葉に出してその相反する感情を指摘し，話を聞きたい理由と聞きたくない理由の両者を患者さんに述べてもらうことです．

Road Map 5-2c　相反する感情を言葉に出して指摘する

　話を聞きたいと思いながら，さらに聞きたくないとも思うのは自然なことであると患者さんに伝えましょう．たとえば，このように言ってもいいでしょう「話を聞きたいと思う理由と共に，逆に聞きたくないという別の理由もお持ちのように見受けられますが，いかがですか？」このように述べることによって，あなたが人間の複雑性を認めており，独断的に話し合いを

第5章　予後について話し合う

進めてしまうようなことはしない，ということを患者さんに伝えることができます．

話を聞くことと聞かないことの両者の利点と問題点について共に考えてみる

　患者さんをどちらかのグループ（聞きたい，もしくは聞きたくない）に無理やり押し込もうとするのではなく，彼らが抱えているジレンマについて教えてもらうようにしましょう．
　たとえば，このように言うといいでしょう．「この話を聞くことについて，相反する感情をお持ちのようですね．あなたの気持ちをよりよく理解できるように，その対立する感情について両方の側面からもう少し詳しく教えていただけませんか？」患者さんがこの問に対する答えを述べるにしたがって，進むべき方向がより明確になってくるはずです．

患者さんが直面している困難な状況に対して理解を示す

　患者さんが示す曖昧な態度の原因の多くは，実践的な理由から情報を聞きたいという思いと，その情報によって引き起こされるかもしれない自分や大切な人への感情的な影響を心配する思いとの衝突にあります．そして，この衝突は小手先のコミュニケーション技術でどうにかなるような代物ではありません．
　そこでまずは，患者さんが直面している困難な状況に対して理解を示し，さらに自分は患者さんと共にその困難な状況を歩んでいく覚悟であると示すことが大切だと考えます．そのためには患者さんに親身になって気を配り，共感的な反応を言葉に

相反する感情をもった患者さんに対して

して伝えることが必要です．この点について医師に対してトレーニングをしようとする時，私たちは彼らが共感を，次のステップについて話すための前置きのように扱ってしまうのをしばしば目にします（例：「これはよくない状況だということは私も同感です．しかし，さらに別のテスト，または薬や抗がん剤を試すことができます」）．しかしこのように共感を扱ってしまうと，それのもつ力を弱めてしまうのです．そのため，このような時は患者さんの困難な状況に対する共感を言葉で伝える「だけ」にして，あとは彼らが次のステップに自ら進み，どの位の情報を聞きたいのかを考えるようになるのを「見守る」ようにしましょう．このレベルまでくると，あなたの共感自体が，困難な状況に患者さんが向き合うためのサポートと安心感を与えることができるのです．これがコミュニケーションの技術のうちで共感が最も重要なものであると，私たちが考える理由なのです．

5-5c ある内容を話し合うかを，それがもたらす結果と共に提示する

　共感を示すことによって，相反する感情をもった患者さんの大部分に対処できますが，私たちはもう一歩さらに進んだステップを使うことがあります．すなわち，話し合いたい内容を患者さんの心配ごとに添った形で提示するのです（一般的には，これ自体がある種の開示になるのですが）．
　その内容を話すことはどのような意味を持つのかを説明することによって，患者さんが気持ちを決めやすくなります．たとえば，このような具合です．「化学療法がどのくらいの確率で

第 5 章　予後について話し合う

効くのかについてお話することで，治療を受けたいのか，それとも後まで待ちたいのかを決めやすくなると思いますよ」．

家族が患者さんとは異なる種類や量の情報を聞きたいと言ってきた場合

　よい話だけを聞きたいと患者さんにいわれ，その一方で家族には事実を聞きたいといわれた場合，あなたはどうしますか？ もしも患者さんの奥さんが，「彼に残されている時間はあとどれ位なのですか？」と毅然とした態度で尋ねてきて，その横で患者さんが首を横に振っている時，あなたはどのようにしてバランスよく両者のニーズに応えますか？　家族が予後についての情報をよりはっきりと聞きたいと思っていて，逆に患者さんはそこまで聞きたくはないと思っている場合に対処することは非常に困難です．このような状況において大切なことは，各人にどのくらいの情報を聞きたいと思っているのかを事前に尋ねることです．患者さんに対しては，このように言うといいでしょう．「あなたの奥様は，あなたが退院した後にどのような経過が予想されるのかという，予後を含めた内容を聞きたいとおっしゃっています．あなたはそのような話を聞きたいと思いますか？」．そしてもしも患者さんがそのような話は聞きたくないと答えたら，このように言うといいでしょう．「奥様が聞きたいと思っている内容のすべてをあなたも聞きたいと思っている訳ではないようなので，後で個別に奥様と話し合いをもってもよろしいでしょうか？」．このようにすることによって，

患者さんに負担をかけることなく，奥さんにのみ彼女が聞きたいと思っている情報を伝えることができます．またこのような状況で，患者さんが後にその情報を聞きたいというように考えが変わった場合，奥さんがその情報を患者さんに伝えるのは辛いことです．したがって，そのような場合には奥さんへの負担を避けるために別の話し合いの機会を設けて，あなたが患者さんにその情報を伝えることができるとその奥さんに伝えておくといいでしょう．

悪い予後は希望を打ち砕いてしまうのか

　患者さんに自分の病気についての話をしてもらうと，過去に鈍感な医者によって希望が打ち砕かれたという話が出てくることがあります．そして医師は，事実を伝えることによって，患者さんの希望を「奪い去ってしまう」のではないかと心配するのです．

　しかしある研究が示すところによれば，必要な情報を医師がきちんと与えてくれたと患者さんや家族が感じる時には，医師は事実を伝えることによって，逆に患者さんに希望を与える事ができるのです．また，この希望は医師が伝える「内容」によってもたらされるといっ訳ではなく，不確かな未来に患者さんが対峙するにあたって，側に一緒にいてくれる医師の「存在そのもの」によってもたらされるのです．そのためコミュニケーションにおいて大切なことは，最も困難な状況にも対処できるだけの能力をあなたが備えているということを，誠意，共

第5章　予後について話し合う

感，気遣いを通じて患者さんに示すことです．そうすることで，誰も聞きたいと思わない様な事実を聞くための勇気を，患者さんに与えることができるのです．

> **この章のポイント**
> 予後についての話をする前に，少し時間をとって，患者さんがどこまで知りたいと思っているのかを理解するように努めましょう．

● 効果的な学習のために ●

● **最近の経験をふり返ってみる**

　予後について患者さんに話をした最近の経験の1つについて，少し時間をとって思い返してみましょう．

　あなたはどのように話をしましたか？ 患者さんは何と答えたでしょうか？ 話し合いの間の患者さんの振る舞いはどんなだったですか？ 旦那さん（もしくは奥さん）の方に目をそらしましたか？ それとも別の話題に話をずらしましたか？ 患者さんが語ったのはどんな話でしたか？ そしてその話の意図は何だったでしょうか？ その話を聞いて，あなたと患者さんが抱いた感情はどのようなものでしたか？

● **患者さんからフィードバックを受ける**

　自己評価のために，このように患者さんに尋ねてみるといいでしょう．「あなたの助けになるような形で，私は予後についてお話することができたでしょうか？」．これは前述の「患者さんの理解度を把握する」ための質問に似ていますが，情報が正確に伝わったかではなく，会話の過程その

ものに焦点をあてるようにしましょう．患者さんに自分の状況を理解していってもらい，情報に関する患者さんの変化していくニーズを把握し，彼らが吸収できるような形でその情報を与えていくことができた時に，予後についての話し合いが本当に成功したといえるでしょう．

第 6 章

フォローアップでのありふれた会話のなかで
——ささいなきっかけを活かす——

固定観念に捕らわれない

　　　　　　この本が大部分で取り扱っているのは，重篤な疾患を抱えた患者さんの経過の中で起きる大きな出来事についてです．しかしこの章は例外的に，大きな出来事の合間に起きるささいな会話について取り扱っています．このようなささいな会話は，重い知らせを告げることよりも頻繁に起きます．重篤な疾患を抱えながら生きていくことについて，語り合っていこうとする患者さんと医師の間において，そのようなささいな会話は繰り広げられます（この本を読んでいるあなたにも，そのような会話が起きているはずです）．なお，この章が対象としている患者さんは，交通事故で重傷を負い，ICU に入院し，多臓器不全によって数日後に亡くなってしまうような患者さんではありません．そうではなく，最終的には自分の命を奪うことになる病——がん，HIV，慢性肝炎，心不全など——を患っているという自覚を持ちながら，ある程度の期間を生きていくような患者さんを念頭においています．このような患者さんは，いわゆる

固定観念に捕らわれない

「頭の上にいつ落ちてくるかわからない剣がぶら下がったような状態」で生きているといえます．

「重篤な外来疾患（outpatient serious illness）」とでも呼ぶことのできるこのような疾患を抱えた患者さんにとって，自分の病気と共存できるように適応していくことは非常に骨の折れる仕事です．そして，その適応の過程は時にコーピング（coping）という括りで扱われてしまいますが，多くの深い感情的な変化を伴うものなのです．たとえば，自分の病気の経験を通じて，自らの価値観が大きく変わったとか，新たな愛情を見い出したとか，深い友情が生まれたという患者さんの話を耳にすることがあります．重篤な疾患を扱う医師は，セラピストのようになる必要はありません．ただ，患者さんが病気にうまく適応していく過程で，医師は重要な補助的役割を果たすことができるということを患者さんはよく口にします．また，物語的な側面から病気を扱うセラピストや作家の人たちは，患者さんが自身の病気について語るストーリーは非常に強い影響力を持っていて，その中でも特に優れたものが時々あるといいます．医師はそのような患者さんのストーリーを聞くことができるだけでなく，さらにそれに寄与することもできます．そして，そのように物語を患者さんと一緒に紡ぎあげていくことは医師の仕事の醍醐味であるといえるでしょう．ただしそのためには，患者さんとの何気ない小さな会話が時に重要な会話につながることがあるということを，常に心に留めておくことが大切です．

しかしそうは言っても，実際の日々の診療は何でもないささいなことで溢れているように思えます．肝不全の末期の患者さ

第6章　フォローアップでのありふれた会話のなかで

んが自分の PSA の値のことを気にしていたり，転移性大腸がんの患者さんが，かかとにある小さな赤い斑点が気になると言って見せてきたり（しかもその斑点は痛い訳でも痒い訳でもないのに），つい最近補助化学療法を終えた患者さんがロラゼパム（抗不安剤）の処方をお願いしてきて，思っていたよりも彼女は不安が強いのかしらと思ったりといった具合にです．

　実はこのような何気ない会話は，医学的にはささいな内容かもしれませんが，それでも時に大変重要な会話に発展する可能性を秘めています．そしてその可能性を引き出すためには，あなたが患者さんの視点を理解し，その上であなたの臨床上の経験を患者さんと共有することが鍵になります．もちろんそのようなことが毎日起きるとはいいませんし，あなたの時間と，労力と，気配りが現実的に許す範囲において行っていけばいいと思います．しかし，そのようなきっかけには，つねに気を配っておくといいでしょう．それが患者さんとの関係をより強固なものにすることに繋がるでしょうし，大変充実した感覚をあなたに与えてくれるでしょうから．

　何か修復不能なものを直すように頼まれているような感覚になった時が，そのきっかけである場合が多いといえます．たとえば末期の肝不全の患者さんの PSA を検査しても，本当に意味があるとは思えないはずです．しかし，医師は目の前の問題をとりあえず処理しようとしますから，PSA をオーダーしてしまう場合が多いでしょう．それに患者さんに対してその検査は無駄だということを説得しようとするよりも，検査をオーダーする方が簡単ですから．しかし，そのような対応は医師と患者

さん両者を何となく満たされないような気持ちにさせてしまいます．ここで私たちが主張するのは，それとは別の対応の仕方があるということです．

あなたの臨床経験を活かして患者さんを導くためのロードマップ

　以下に紹介するロードマップは，あなたが過去に同じような患者さんを扱った経験があり，その経験での話が目の前の患者さんに役立つと思われる時に使用してください．それは最適な治療法を患者さんに勧めることとは違います．そうではなくて，過去のあなたの経験を純粋に例示することによって，重篤な疾患と共存していくためのヒントを患者さんに与えることが目的なのです．

 ### 患者さんが気にしている事柄や症状について，患者さんの視点を教えてもらう

　病気が進行していっても，同じペースで患者さんの病気への理解や適応が進むわけではありません．患者さんの気にしている事柄が一見するとどうでもいいようなもので，イライラしそうになるかもしれませんが，一歩引いて落ち着くことが大切です．医学の専門家であるあなたにとっては全く的外れなものであっても，患者さんの視点や解釈を理解することが大切なのです．だから少し時間をさいて，患者さんの解釈がどのようなものなのかを尋ねるようにしましょう．たとえば，このように聞

くことができるでしょう．「なぜ PSA ついて聞こうと思われたのですか？ よかったら考えを教えてもらえますか？」．

 問題に伴う感情的な面に対して共感を示す

このためには NURSE（49 ページ参照）のうちのどのやり方でもよいと思われますが，多くの場合，その事柄の重要性を認めるようにするのがよいでしょう（「それはあなたにとって非常に重要な事柄のようですね」）．

そして，患者さんが考えるための間を与えましょう．また，場合によってはあなたがその問題の背景を予想して，それを言葉にしてみてもよいかもしれません．たとえば，「体調で何か変わったことがあるんですか？」という具合に．またはこう尋ねてみましょう．「もう少しあなたの視点が理解できるように，この事柄をどのように捉えているのか教えてもらえますか？」．

 あなたの過去の臨床経験を話し，新たな可能性をさぐる

過去に似たような状況の患者さんが，その事柄をどのように扱ったのかを聞いてみたいか，患者さんに尋ねてみましょう．たとえば，このように言うといいでしょう．「他の患者さんがそのことについてどのように対処したのか，お聞きになってみたいですか？」．

そのような提案に患者さんが乗ってくることで，新たな種類の会話が始まります．過去の経験を例示して，患者さんにどのような選択肢があるのかというイメージをもってもらいましょう．ただし，過去の経験について話をしても，それと同じこと

が今回も起きるということではありません．

あなたの話が患者さんへの指示（あなたはこのように対処するべきです）になってしまわないように注意しましょう．あなたの経験を患者さんに押し付けることなく，ただ過去の経験を聞かせてあげるだけでいいのです．

6-4 患者さんにとって，何か新たな収穫があったか考える

この会話を通じて患者さんが新たな捉え方，知見，可能性についてのアイディアを得ることができたなら，それは成功だといえるでしょう．またその会話がうまくいったのかを確かめるために，自分にこのように問うてもよいでしょう．「この患者さんは，この会話を終えて気持ちが少し楽になっただろうか？ それとも余計に混乱してしまっただろうか？」．

これからこの枠組みの例をいくつかあげます．このような感じになるという少し具体的なイメージをもってもらうためのものですので，あまり構えずに読んでみてください．

抗がん剤治療を終える日

ラルフさんは大腸がんを患った弁護士さんです．その日は予定されていた補助化学療法の最後の投与の日でしたが，彼は複雑な気分でした．彼は抗がん剤の副作用から開放されることを嬉しく思っていました．通常の仕事のスケジュールに戻ることに不安を感じながらも，その先にある休暇のことを楽しみに考

第6章　フォローアップでのありふれた会話のなかで

えていました．その一方で，彼はがんとの戦いにおいて手を緩めてしまうような気がして不安になっていました．抗がん剤治療のための通院は多大な時間を要しましたが，クリニックの皆が彼のがんが戻ってくるのを防いでくれているという，一種の安心感を彼に与えていたからです．ラルフさんのようなケースでは，そのことに少し触れるだけで会話が開けます．

◎ Case 1　過去の患者さんの経験を共有し，会話が開けたケース

起こったこと	そこから学べること
B医師　こんにちは．今日が抗がん剤治療最後の日ですね．おめでとうございます．ここまで本当によく頑張りましたね．	患者さんを賞賛しています（このセリフは彼が嬉しく思っているはずだと決めつけていないことに注目してください）．そして化学療法の完了を一つの節目として言及しています．
ラルフさん　どうもありがとうございます，先生．ここまで本当に大変でしたが，何とか頑張ってこれました．	
B医師　そうですよね．本当に大変なことだったと思います．ところで，抗がん剤治療を完了するにあたって，何か不安に思っていることはありますか？	患者さんの「大変だった」という思いに共感を示しています．
ラルフさん　それはつまり，がんが再発するかもしれないという不安のことですか？	

114

抗がん剤治療を終える日

B医師 そうですね．患者さんは皆，再発に対する不安がいつも心のどこかにあると言っています．よろしければ，私の患者さんが今まで彼らが化学療法を終えるときにどのように思ってきたのかをお話しましょうか？	過去の経験について話をすることを提案しています．
ラルフさん ええ．もちろんお願いします．どんな話ですか？	
B医師 よく言われるのは，患者さんは抗がん剤を終えるにあたって複雑な気持ちになるということです．彼らはもちろん治療が終わることを嬉しく思いますが，その一方で薬をそれ以上投与してもらえないことを不安に思うのです． というのも，抗がん剤が彼らを守ってくれているように感じられているので．	
ラルフさん まさに自分も同じ気持ちです．	
B医師 そうなんですね．よかったらもう少しくわしく教えてもらえますか？	さらに患者さんの考えを理解するために，会話を促しています．

　この後の会話によって，ラルフさんは自分の今の状況がより明確に理解できるようなり，さらにその先のフォローアップの予定について説明を受けることができました．数カ月後に大腸内視鏡を行う予定であること，さらに外来通院が3カ月ごとにあることを知らされました．さらに理学療法士への紹介を受けることもできました．腹部手術によって失われた筋力を取り

戻すための筋力トレーニングを学ぶためです．B医師はこの化学療法最後の日という機会を活かし，最良のフォローアップのためにラルフさんがどのような形で関わっていけるのかを説明し，さらに腹部手術を受けた患者さんによく見られる治療後の問題についても説明することができました．このような治療やがん自体に伴う長期的な合併症に焦点をおいた考え方を，がん治療の分野においてはサバイバーシップ（survivorship）と呼びます．（このサバイバーシップのケアについて語ることはこの本の範疇を超えていまいますし，それが扱う問題はがんのケアに特有なものが多いです．しかし，この章において扱っているコミュニケーションの問題は，そのサバイバーシップにも共通したものであるといえるでしょう）．

治療に伴う長期的な合併症とともに生きていく

末期のCOPD患者であるマギーさんにとって，在宅酸素療法を開始することはこれまでの病気の経過の中では「特別な」出来事でした．彼女は酸素療法によってこれまでよりも多く外出できるようになり，また自立した生活を続けることができることに感謝していました．しかしその一方で，自分が酸素に「縛り付けられてしまう」ことに対して少し腹立たしい思いも抱いていました．彼女の呼吸器内科医は他の患者さんがこの種の葛藤を経験するのを目にしてきましたので，今回の在宅酸素療法開始の機会を活かし，治療が身体そして精神に与える長期的な影響について話し合うことができました．

治療に伴う長期的な合併症とともに生きていく

◎ Case 2　過去の経験の共有が，専門家への紹介につながったケース

起こったこと	そこから学べること
C医師 酸素療法を開始してからの調子はどうですか？	特定の話題に絞りつつ，開かれた質問を投げかけています．
マギーさん 調子はいいですよ．買い物にも行けますし，あまり不安にならないですみますから．	
C医師 どんなことが以前は不安だったんですか？	
マギーさん 買い物の途中で，息が切れてしまったらどうしようということです．	
C医師 酸素療法のおかげでその不安がとれてよかったですね．自立していることは大事なことですもんね．	自立についての感情的な価値を認めています．
マギーさん ええ，そうです．私はできるだけ人の世話にはなりたくないたちの人間なので．	
C医師 私の患者さんの何人かは，酸素療法によって呼吸が楽になったけれども，それでもその治療法が好きになれないと言います．あなたもそのように感じることはありますか？	自分の臨床体験の話をし，患者さんにそれについてコメントするように求めています．
マギーさん そうですね．私は酸素治療の見た目が好きじゃないです．	

第6章　フォローアップでのありふれた会話のなかで

C 医師 どのような点においてですか？	単に同意するのではなく，患者さんの体験を具体的に理解するために掘り下げて聞いています．
マギーさん 酸素を付けているといかにも病人という風に見えてしまうので．	
C 医師 他の人からの視線が気になるんですか？	「いかにも病人のように見える」というコメントをよく理解するために少し言い換えて確認しています．
マギーさん ええ．時々他の人にジロジロ見られてるような気がして．まぁ，仕方ないでしょうが．	
C 医師 それは辛いですね．他人にジロジロ見られるくらいなら，酸素なしで息が苦しくなるほうがましだという人もいるくらいですから．	支持的共感を示しています．
マギーさん でも，どうしろと言うんです（ため息）．	
C 医師 そうですね．酸素の見た目は変えることはできませんが，これは大事な問題ですね．というのも私は酸素療法による利益を最大限あなたに受けてもらいたいと思っているので．だからこのことについて，もう少し時間を割いて取り組むようにしましょ	この問題についてより多くの経験があり，またそれに割ける時間もある看護師さんに，患者さんを紹介しています．

118

う．私たちの仲間に，このような問題を専門的に取り扱うことができる看護師さんがいるのですが，よかったらその方に話してみませんか？

自分の将来の計画を再度立てていく

　ケイトさんは炎症性乳がんの治療を完了した際に，予期していない感情がこみ上げてくるのを感じました．彼女は何か行き詰まったように感じていたのです．がんが再発する可能性は十分にあり，決して無視できないものでしたので，これから先の予定をどのように立てていけばいいのかわかりませんでした．そして，もとの昔の生活にそのまま戻ることはできないと感じていました．以下の会話においては，不確実性の中で生きているようだと述べた彼女の言葉を，担当の腫瘍内科医がきっかけとして捉え，先のことを考えるための話し合いにつなげています．

　彼女が治療を終えた現在での担当医の役割は，彼女が治療を開始した時のそれとは異なります．8カ月前の担当医としての目標は，彼女が一連の厳しい治療を乗り切れるように支えていくことでした．しかし今の担当医としての使命は，彼女が残された時間を充実して生きれるように手助けすることなのです──それが結果的に，どの程度の長さの時間であったとしても．

第6章　フォローアップでのありふれた会話のなかで

◎ Case 3　過去の経験を共有することで，不安に対して指針を与えることができたケース

起こったこと	そこから学べること
ケイトさん　がんの治療が終わったという実感はありますし，治療が完了したことを嬉しくも思うのですが，でも，その先のことを考えると少し不安になるんです．	
D医師　よかったら何を不安に思っているのか，もう少し詳しく聞かせてもらえますか？	「この先のことを不安に思う」という患者さんの訴えに対して，その言葉の意味を探ろうとしています（explore）．
ケイトさん　ええ．何と言えばいいのか．その，がんと診断されて，治療を頑張って終えた今，自分は昔の自分とは違う人間みたいに感じるんです．昔と同じ生活をまた始めたいのか，自分でわからないんです．というか，昔と同じ生活に自分が戻れるとも思えないんです．だからこれからどうしていけばよいのか，行き詰まったような感じがするのです．	
D医師　それはつまり，この先がんがいつ再発するかわからないから，この先の計画を立てていくのが難しいということですか？	患者さんの不安で不確定な思いに共感するために，患者さんの言葉を言い換えています（reframing）．

自分の将来の計画を再度立てていく

ケイトさん　ええ．多分そんなところだと思います．よくないことが起きるのを，気を揉みながら待ってるような感じです．	
D医師　そうですか……．	患者さんの方に身を少し乗り出し，優しい表情で彼女を見つめながら，沈黙を意図的に作り出し，彼女のさらなる言葉を待っています．
ケイトさん　時々，自分の身体が時限爆弾のように感じられるんです．爆発するのをただ待っているような．	
D医師　それはとても強烈な表現ですね．自分の身体を心から信じることができないという感じですか？	患者さんの感情を認め，さらにそれを深く探っています（explore）．
ケイトさん　ええ，まさにその通りです（目が涙で満たされてくる）．	
D医師　あなたがそう感じるのも当然だと思います．がんを完全に治せる魔法の薬があればよかったんですが． （優しい表情で）そんな魔法の薬があればよいと思いませんか．	患者さんの感情に理解を示し，さらに「〜があればよかった（I wish 〜）」というセリフを用いています．
ケイトさん　ええ．本当に．	
D医師　でも，私はそのような不確実さのなかで生きていく術を学んでいくことも可能だ	専門家としての経験と知恵を共有しています．

第6章　フォローアップでのありふれた会話のなかで

> と思います．時限爆弾のように感じるのではなくて，不意に訪れる歓迎できない来客のように捉えるのです．私が今まで診てきた同じような患者さんの経験が，この問題を考えていくのに役立つと思うのですが，少し彼らの話をしても構いませんか？

　　　　　　　D医師は彼女に，将来の不確実性に押しつぶされそうな不安と向き合っていくことで，最終的にはその不確実性と共存できるようになると述べています．そのためにD医師は先の見通しについて述べていきますが，彼女の不安に取り組んでいく全責任を自分で負うのではなく，彼女を臨床心理士に紹介することにしました．この例は，患者治療の最前線にいる医師が，患者さんの中の隠された大事な問題に光を当てる際に自分で何でも解決したり治したりしなければいけないと思う必要がない，ということを示しています．

(((共感を示すことの大切さ

　クローン病を患ったある女性患者を長年担当していた私は，彼女を診る時にはいつもやりきれない気持ちでいっぱいでした．というのも，彼女はいつも多くの身体的な症状を訴えてきて，おまけに常にうつ気分だったからです．私が何をしても，彼女の調子がよくなることはありませんでした．
　そんなある日，彼女が診察に訪れた際に，いつもよりも綺麗な格好をしていることに気付きました．しかし，その彼女の口から出てきたのはいつもと

自分の将来の計画を再度立てていく

同じ，私が長年聞かされてきた多くの症状の訴えでした．そこで私は，彼女のその多くの訴えに応えたり，ましてやその辛さを認めたりすることもなく，彼女がいかに綺麗に見えるかということに集中して言及したのです．するとその次の週に，私の郵便箱に彼女からの手紙が届きました．それは彼女が担当医を私から別の医師に変更したということを伝えるものでした．

　私は急いで彼女に電話をして，いったいどうしたのかと訊ねました．すると彼女はこう答えました．「先週，先生のところに伺った際に，私はどんなに辛い思いをしてるのかを先生に伝えたのに，先生はただずっと私が綺麗に見えると言うばかりでした．ええ．私は外出する際や先生のところに行く際には努めておしゃれをして出かけますよ．でも，その心の中はうんざりするような状態なんです．それが先生にはわからないんだと思ったんです」．

　彼女の言葉は的を射ていました．私は彼女によくなってもらいたいばかりに，彼女を褒めれば，彼女の気分がよくなると思い込んでいたのです．しかし彼女が必要としていたのは，心の痛みをわかってくれて側に寄り添ってくれる存在だったのです．たとえ彼女のことを治すことができなくても．そのことを私は見落としていました．私は 1 人の患者さんを失ってしまいましたが，その代わりに非常に大切なことを学ばせてもらいました．

この章のポイント
あなたの臨床上の経験を患者さんと共有することで，彼らが病と共に生きていく過程を手助けすることができます

第6章　フォローアップでのありふれた会話のなかで

> ● 学習を最大限のものにするために ●
>
> ● **共有できそうな過去の経験を考える**
> 　あなたの臨床経験のうちで，他の患者さんに役立ちそうなものはありますか？　そう考えることは，共有したくなるような経験を思い出すきっかけになるかもしれません．なお，何かを避けるべきであるという否定的な話よりも，これこれが可能であるというような肯定的な話のほうがより強力な作用をもつということを心に留めておくといいでしょう．
>
> ● **同僚からフィードバックをもらう**
> 　同僚にフィードバックを求めましょう．あなたの患者さんを心理療法士や看護師に紹介したなら，その患者さんが実際に彼らのところに来た時に，十分な前準備が患者さんの中でできていたか聞いてみるとよいでしょう．そして，そのフィードバックに基づいて，その紹介の過程を見直してみましょう．その紹介は有意義なものでしたか？　また次もその人に紹介したいと思いますか？　そのほか，あらかじめ与えておけばよかったと思うような事前指示はありますか？　また彼らのフィードバックの内容は，あなたがどのような事前指示を出したのかによって左右されるということを覚えておくとよいでしょう．

第 7 章

家族ミーティングを行う
―― 複数の人に対応するために，複数のことに気を配る ――

家族ミーティングが役立つ場面

　患者さんの家族をどのように扱うかによって，あなたと患者さんとの信頼関係は大きく左右されます．また，家族はあなたの助けにもなってくれます．というのも，彼らはあなたが患者さんのそばを離れた後にも患者さんにメッセージを繰り返し伝えてくれますし，それを強化してくれるからです．また，患者さんにとって大切なことは何なのかをあなたに教えてくれるでしょう．時間の経過とともに，彼らは患者さんの世話がもっとうまくできるようになりますし，ケアに伴うストレスにもうまく対応できるようになり，世話することにやりがいを見い出すようになります．

　適切なタイミングで，家族全体（そして可能であれば患者さん本人も）を一つの部屋に集め，話し合いの場を設けることは非常に有益です．この家族ミーティングは患者さんの入院中に行われることが多いですが，外来でも使うことができ，非常に重要なコミュニケーションの手段だといえるでしょう．しかし

第7章　家族ミーティングを行う

　その一方で，家族ミーティングは時間と労力，それに多くの人員を必要とします．そしてどのような場合に，そのために要した労力や犠牲がそれに見合っただけの実を結ぶのかは，実のところ研究では明らかになっていません．それでは，いったいどのような場合に家族ミーティングを行うのがよいのでしょうか．私たちの考えでは大きく2つの場合があります．
　1つは伝えるべき重大な知らせ（たとえば，治療のゴールを完治から緩和に変更する必要がある）があり，患者さんが家族と一緒に聞きたいと言っている場合や，患者さんが重篤な状態なため本人にその知らせを伝えることができない場合です．
　もう1つの場合は，患者さんが重篤な状態で話し合いに参加できず，しかも家族の中で下すべき判断についての意見が食い違っている場合です．
　私たちは，このような大きな場面でのみ家族ミーティングを開くべきだといっているのではありません．しかしこの章では，そのような「大きな」家族ミーティング——家族一同が集まり，あなたと情報を共有し，患者さんの治療の大きな方針を決めるような——に話を絞りたいと思います．もちろんそのための話の枠組みは，その他，家族が関わる大掛かりでない場面でも役立つものであるということは付け足しておきます．
　なお，ここで私たちが「家族」と呼ぶのは患者さんと生物学的につながりがある人だけでなく，感情的につながりが強い人も含みます．すなわち，私たちの定義では，患者さんの「家族」はその配偶者や子供，両親だけでなく，婚姻関係にないパートナーや，親しい友人，又従姉妹などを含んでいます．

家族ミーティングが役立つ場面

　家族ミーティングはコミュニケーションの大事な手段として広く受け入れられていますが，私たちの経験では，それがうまく使われる場合とまずい使われ方をする場合は同じくらいの頻度だといえます．ある医師は家族ミーティングを万能薬のように捉え，またある医師は家族ミーティングはあまりいい結果をもたらさないと言うでしょう．それでは，家族ミーティングの効果を最大限に引き出すために，私たちができることは何でしょうか．

　家族に話をする時の原則は，それが1人の家族であっても複数であっても変わりはありません．しかし複数の人が一同に会する場合には，私たちが他の章では触れてこなかった，いくつかの特有な問題を生じさせます．つまり，複数の家族メンバーがいるということは，複数のアジェンダがあり，複数の感情があり，複数の価値観があるということです．そして，患者さん本人が自分の意思を伝えることができない場合は，その家族は代理意思決定という問題にも直面します．

　家族ミーティングは一筋縄ではいきませんが，それは以下のような理由によります．①家族は彼らの中での複雑な関係を伴ってミーティングに参加してきます，②家族のメンバー各人が各々の利害関係をもっています，③家族のメンバーは各々の感情面でのニーズをもっています，④家族メンバーは各々が情報の与えられ方や選択の仕方に関する独自の嗜好をもっています，⑤家族メンバーは，何がなされるべきかについて，意見を異にすることがあります．

　家族セラピスト曰く，家族は単なる個人の集まりではなく，

第7章 家族ミーティングを行う

それ自体が独立した共同体であり，独自のスタイルをもっています．ある家族は物事を静かに語り，ある家族は罵り叫び，またある家族は衝突を全く避けようとします．家族メンバーはその家族の中である一定の役割を担っていますが，その役割が変わる必要が出てきた時に，その家族の人たちはその変化に困惑してしまうことがあります．たとえば，家族の意思決定者であった女家長が重篤な病にかかり，その娘が彼女の延命治療を中止するか否かという重大な決断を迫られる時に，心細く不安な気持ちになることがあるように．

中立的な立場を築いていく

あなたは家族セラピストのような専門的なことをする必要はありませんが，それでも家族のメンバーそれぞれが果たしている家族内での役割に注意を払うことが大切です．そうすることで誰に最初にアプローチするべきか，誰を必ず話し合いに含めなければならないか，そしてどのようにして問題を伝えればよいかがより明確になるからです．

問題となる点	鍵となるコミュニケーション技術
家族のダイナミクス（動態）	患者さんの役割がどのように変わってきたのかについて尋ねる．また家族全体として，今までどのように物事を決めてきたのかを尋ねる．

中立的な立場を築いていく

厄介な家族メンバー	中立的な立場を保ち，一方の側に付く事を避ける．
意見の不一致	不一致を指摘する．
強い感情反応	部屋の中に満たされている感情を指摘し，認める．

　話し合いの前に事前に以下の2つの事柄を確認しておくといいでしょう．1つ目は患者さんとその家族との関係についてです．たとえばこのように聞くといいでしょう．「これから話し合いを進めていくにあたって，あなた方とお父さんとの関係がどのようなものであったのかをもう少し知りたいと思っています．あなた方は普段からお父さんと仲がよかったですか？ 彼は自分で物事を決める人でしたか？ それとも他人の判断を常に仰ぐ人でしたか？」．2つ目は，家族がどのようにして物事を決めてきたのかについてです．たとえば以下のように聞くといいでしょう．「これから治療方針について決めていく上で，どのような物事の決め方が最もあなた方家族のスタイルにあっていると思いますか？」，「誰か必ず話し合いに含めておくべき人はいますか？ また，物事の決め方はどのようなものであるべきですか？」，もしくは「これから話し合って物事を決めていく方法について，何か考えていることがありますか？」．いつもこのような質問すべてに対する答えを，話し合いの前にあなた一人で得ることは難しいかもしれませんが，ソーシャルワーカーや，心理士，看護師などがそれらに関する情報をもっていることもあるので，そのような人たちに聞いてみるとよいでしょう．

　家族の中で中立的な空間をつくり出すためには，各々の家族

第7章　家族ミーティングを行う

　メンバーとのやり取りに関して常に中立的でいることが必要です．それぞれの家族構成員を等しく扱い，1人やある分派の肩をもたないようにしましょう．そうはいっても家族のうちの1人が特に理不尽であるとか，非情であるとあなたが感じている場合には，中立的でいることは難しいと感じるかもしれません．しかしここで覚えておくべきことは，家族の中の関係は患者さんが病気になる前から存在していたものであり，長い時間をかけて築かれてきた関係性のパターンであるということです．したがって，このようなパターンをたった1回の短いミーティングによって変えるとはできないでしょうし，そのように試みることは自ら失敗するように仕向けているようなものなのです．

　しかし，家族がお互いのことを思いやれるようにするために，あなたの介入が必要になることもあります．まずはあなたが介入する前に，家族のメンバー同士でケアさせるようにしましょう．もしも一人の涙が止まらなくなったら，その人の夫や姉が肩を抱いてあげるほうがあなたがそうするよりもよいでしょう（これは前記の，事前に確立されている家族の関係性に敬意を払うということの1つの例でもあります）．家族のメンバーがお互いを思いやる行動を示したなら，それを指摘し，称えるようにしましょう．しかし逆に家族の中で思いやりのある行動が見られなかった場合は，あなたが共感をもって積極的に介入するべきです．これは家族の感情的な反応に対応するという意味もありますが，その他の家族に対してどのように感情に対応するべきなのかというお手本を示す意味もあるのです．

家族が患者さんに代わって判断を下す必要があるとき

　　患者さんが意思決定に関われない場合，その家族が倫理的そして法的に代理意思決定人としての権限をもちます．したがって，治療上の判断を行っていくにあたり彼らに話をする必要があるのですが，ここで私たちが陥りやすい落とし穴がいくつかあります．

落とし穴	役立つコミュニケーション技術
家族の人たちに，どうしたいかと尋ねてしまう（「あなた方はどうしてほしいと思っていますか？」）．	家族に尋ねる際に，患者さんが話すことができたらどうしてほしいと言うだろうかという風に尋ねる（「彼女が自分の思いを伝えることができるとすれば，どんな風にしてほしいと言うでしょうか？」）．
法的な代理意思決定者のみに決断を迫る（「あなたが代理人（health care proxy）ですから，あなたの考え次第です」）．	意思決定のための他のモデルも検討してみる（「あなた方家族はこのような問題に対して，どのようなやり方で答えを出してきましたか？」）．
介護によるストレスを軽視してしまう（「今まであなたがお見舞いに来られるのを見かけませんでしたが」）．	家族の感じているストレスに気を配り，サポートを提供する（「介護で大変ではないですか？」）．

第7章　家族ミーティングを行う

　よくある落とし穴の1つは，延命治療に関する判断を，「患者さんはどうしたいと思うでしょうか」というように尋ねるのではなく，家族に「あなた方はどうしたいと思っていますか」と尋ねてしまうことです．これは一見すると言い回しの小さな違いかもしれませんが，実は非常に大きな意味を持つのです．患者さんのために判断を下す際に，家族はよく患者さんの病状や死に対する「自分たちの」希望や恐れが脳裏をよぎるものです．したがって，治療の決定に関する質問を患者さんの価値観に明確につなげる形で問わなかった場合，家族はより強い葛藤に陥ってしまうのです．そのため，患者さんはどう思うだろうかというように，家族が患者さんの思いを代弁できるように尋ねることが非常に大事なのです．例えば以下のように聞くことができます．「あなたのお母さんがもしも今，この椅子に座っているとすれば，彼女はどうしてほしいと言うでしょうか？」．ある研究では，このような聞き方はより正確な答えを引き出すことができると示されています．また私たちの経験では，このような聞き方は，家族の両肩にのしかかっている責任感と罪悪感を少しとってあげることができるのです．

　2つ目のよくある落とし穴は，かたくなに一人の代理意思決定人にこだわってしまうことです．（訳者注：米国においては）法律上では，家族の誰が代理人になるべきかの順序が決まっています．しかし実際のところ多くの家族は大事な人のための判断は皆の同意に基づいて決めたいと思っています．たとえ患者の夫が法的な代理人だとしても，担当医は通常であれば家族全員を集めて患者さんに病状について説明するでしょ

し，その夫が最終的な判断を下すにしても，他の家族の意見も聞き，できれば同意の上で決めたいと思うものです．したがって，どのようにして結論を出したいのかを家族全体に尋ねるようにし，また可能なかぎり彼らのやり方を尊重するべきだと私たちは考えます．

3つ目の落とし穴は介護による家族へのストレスを看過してしまうことです．家族は愛する人が重篤な病を抱えている場合，常に精神的ストレスを受けていますし，時に不安を感じ，ふさぎ込んでいるものなのです．ある大規模な研究によると，重篤な疾患を患った患者さんの家族は40％の場合で患者さんの医療費のために彼らの全財産を使い切ってしまっていました．患者さんの家族はこのような非常に大きな経済上の負担に加えて，心的外傷後ストレス障害（PTSD）にかかるリスクを抱えており，さらにそのリスクは患者さんの病気が複雑化したり，長期化したりするにしたがって高くなるのです．そのため，患者さんの家族のことを，正常に機能するためにサポートが必要な集団として捉えるとよいでしょう．彼らの体調について尋ね，彼らがこの大変な時期を乗り切るために何か自分にできることはないか尋ねるとよいでしょう．家族からのお願いはソーシャルワーカーに相談すればすぐに解決できるようなささいなものであることが多いかもしれません（たとえば仕事場に提出するための証明書であったり，パーキングチケットであったり）．しかし，家族をねぎらう少しの心遣いと努力に対しても彼らは非常に感謝するでしょうし，あなたに対してさらに強い信頼をよせるようになるでしょう．

第 7 章　家族ミーティングを行う

　患者さんの感情に対応する場合と同じように，その家族の感情に対しても共感をもって対応することが，中立的な立場を築き，建設的なコミュニケーションを構築していくために非常に重要です．私たちの経験では，家族が抱く感情の中で最も多くみられるものが罪悪感です．家族は愛する人から「チューブを抜く」ことに対して罪悪感を感じるのです．これに対しては，患者さんの価値観に焦点を置くことで対処できるでしょうし，ある程度の時間と距離を置いて，家族が最愛の人の死が近づいてくるにしたがって経験する悲しみを処理できるようするとよいでしょう．実際は家族の悲しみの感情よりも患者さんを見捨てているように感じてしまう罪悪感のほうが厄介です．総じて，アメリカでは家族はお互いの面倒をみるべきだと考えられていますし，やらないよりは何かをやったほうがよいというような風潮があります．そのため多くの家族が選ぶ既定路線は，患者さんのために「何でもすべて」やってほしいということになるのです．ここではあなたの言葉使いが非常に重要になります．家族に対して「アグレッシブに治療してほしいか？」とか「すべてやってほしいか？」というような聞き方をしてしまうと，緩和ケアを選択することは逆に物事を「諦める」ことであるというような印象を与えてしまいます．また「治療をやめる」とか「延命治療の中止」と言った言葉を使ってしまうと，患者さんを見捨るような感じを与えてしまい，家族をよけいに不安にさせてしまうので注意が必要です．

家族ミーティングを行うにあたってのロードマップ

この枠組み（ロードマップ）は重大な知らせを伝える時に用いる枠組み（第3章）と共通する部分が多いです．

Road Map 7-1　参加者を確認し，伝えたい内容の前準備をする

家族の誰を話し合いに含めるのか考えましょう．一般的には，参加したいと思っている家族全員が参加できるようにするべきです．特定の人を話し合いから外すのは，患者さん本人がそのように希望した場合のみにしましょう．というのもある特定の家族のメンバーを故意に話し合いから外すことで，ある一方の肩をもっているような印象を与えてしまいますし，患者さんの思いが公平に代弁されなくなる可能性があるからです．また話し合いに参加する予定の医療者を事前に集めて打ち合わせをしましょう．そうすることで家族に対して筋の通ったメッセージを伝えることができるようになりますし，話し合いの途中で他の医療者とあなたの主張が食い違うことを防ぐことができます．また話し合いの進行役を選びましょう．話し合いの中で誰がどのタイミングで発言するべきかをその進行役がコントロールするようにします（この進行役は一般的には医師が務めることが多いです）．また，皆が気兼ねなく発言できるように，ある程度のプライバシーが守られた部屋を確保することも大切です．

第7章　家族ミーティングを行う

7-2　参加者の自己紹介を行い，話し合いの目的を確認する

　　　はじめに，医療者の名前と患者さんのケアにおける役割について自己紹介をしましょう．次に家族のメンバーにも，患者さんとの関係および患者さんの介護における役割について自己紹介をしてもらいましょう．そして進行役の人が話し合いの目的を述べ，確認するようにしましょう．「今日の話し合いではまず，あなた方のお父さんの容態について説明します．そして，私たちがどのような治療を行っていて，どのようにしてその経過をモニターしているのかについても説明します．最後に，お父さんが大事にしている考え方や価値観について，あなた方から教えてもらいたいと思っています．そうすることで，彼がもしもこの場にいたら選ぶであろう選択肢を，私たちが代わりに選んであげられるようにするためです．その他に，話し合っておきたいことはありますか？」．家族はこのように問われると，患者さんの容態や今後予想されることについての，具体的な質問をいくつか投げかけてくるかもしれません．その場ですぐに一つひとつの質問に答えるのではなく，それらの質問の重要性を認めつつ（「それらは非常に重要な質問ですね．書き留めさせてください」），まずは家族が現状をどのように理解しているのかを確認するのがいいでしょう（「これらの質問には忘れずに答えるようにしますね．ただその前に，あなた方のお父さんの病状について今までどのような説明を受けてきたのか，教えてもらえますか？」）．

7-3 家族の理解および希望を評価する

　　　　患者さんの経過について，今までどのような説明を受けてきたのかを家族に尋ねましょう．また患者さんの容態を彼らなりにどのようにとらえているのかについても聞きましょう．そうすることで，彼らが患者さんの病状をどの程度理解できているのかを確認することができますし，彼らの抱いている感情がどのようなものなのかを評価できます．そしてさらに，患者さんの病態をどのような言い方で伝えればいいのかを探ることもできます．たとえば家族が患者さんの容態について，「彼の最期が近いと思っています」と述べた場合と，「彼の回復の見込みは低いといわれてますが，それでも回復するように毎日お祈りしてるんです．彼は最後まで決して諦めない人ですから」と述べた場合では，話し合いの方向性が変わってくるでしょう．また家族の言葉の中の，感情的な情報にも着目するようにしましょう．最後に，詳細な話が聞きたいのかどうか，また統計的なデータが参考になるのかも尋ねるとよいでしょう．

7-4 患者さんの容態について述べる

　　　　患者さんの容態に関するあなたの見解を述べてもよいか，家族に断ってから話すようにしましょう．そして話は必ず「全体像」から始めるようにしましょう．経過をモニターするために追っている特定の数字について言及したくなるかもしれませんが，ここでは細かい病態生理の話は避けるようにしましょう．そしてこの全体像の話は数分以内に収めるべきです．もしも数

第7章　家族ミーティングを行う

分以上かかっていたら，簡潔なメッセージを伝えるためのあなたの前準備が不十分であった可能性があります．そして話し終わったら家族の理解を確認するとよいでしょう．「今の私の説明は理解してもらえましたか？　何かわかりづらい点はありましたか？」というように．

Road Map 7-5　家族全員に質問や気になっていることがないか尋ねる

　必要な情報を伝えた後は，質問や気になっていることがないか確認することが大切です．家族のメンバーそれぞれが異なったことを気にしているかもしれません．もしも可能であれば，それ以上質問がなくなるまで繰り返し「その他に聞きたいことや気になっていることはありませんか？」と聞くといいでしょう．もしも1人のメンバーが目立って話していたら，他の家族のメンバーにも話す機会を与えるようにしましょう（例：「その他の方で，何か聞きたいことがある人はいませんか？」）．そして家族の心配していることの感情的な側面を認めるようにしましょう（第3章の「感情に対して言葉を使って反応する」（49頁）を参照）．最後に，家族のために何かあなたができることがないか，たずねるといいでしょう（例：「この困難な時を乗り切るために，何か私たちにお手伝いできることはありますか？」）．

Road Map 7-6　患者さんの価値観を探り，それを選択にどのように反映するべきかを考える

　この章で繰り返し述べているように，患者さん本人の思いを

家族ミーティングを行うにあたってのロードマップ

くみ取ることに焦点を置くようにしましょう（例：「あなたのお父さんがここに座って私たちの話を聞いていたとしたら，彼は何と言うと思いますか？」）．ただ，「患者さんが求めていると思われるもの」と，家族が「その患者さんのために求めているもの」が食い違っている場合には，家族はこのような問いに対して答えるのが難しいと感じるかもしれません．例えば患者の娘さんがこう言うとしましょう．「私の父は，このような状態で生きていたいとは思わないでしょう．でも，私は父の治療を諦めないでほしいんです」．彼女が父親はこのような状態で生きることを望んでいないだろうと述べる一方で，父親の生死に関わる判断を任されていることに対してプレッシャーを感じているのです．このジレンマを指摘し，彼女の代理人としての役割は，お父さんがどうしてほしいと思っているのかを代弁することであるということを伝えてあげましょう．「あなたのおっしゃりたいことはよくわかりました．お父さんが思っているであろうことを教えてくれたおかげで，彼の思いを尊重できます．またその一方で，あなたはお父さんにもっと生きていてほしいと思っているにもかかわらず，彼のそのような気持ちを代弁するのは非常に辛いことでしょう」．このように言うことで，娘さんの感じているプレッシャーやジレンマについての会話になることが多いでしょう．そしてそのような会話によって，彼女の希望に諦めがつき，父親である患者さんの思いを優先できるようになるのです．

第 7 章　家族ミーティングを行う

7-7　治療方針についての提案を行い，その折り合いをつける

　　　　患者さんの思いを理解できた後には，患者さんの価値観に基づいた提案を，明確な形で家族に伝えるべきです．患者さんの思いに合った治療をまずは示しましょう．そして逆に，患者さんの価値観に合わない治療があるとすれば，その後に言及するようにしましょう．そして控えるべき治療についての長いリストから話し始めるのは避けるようにしましょう（このことについては第 10 章でくわしく述べています）．

7-8　フォローアップの予定について明確に伝える

　　　話し合いを通じて伝えたかったメッセージを最後にまとめて述べましょう．もしも話し合いの目的が治療の方向性についてであったなら，同意に至った点および意見の食い違った点について的を絞って伝えましょう．加えて，経過を追っていく中で治療方針を左右する重要なポイントについても話をしておくべきです．たとえば抗生剤を試験的に使ってみるということを決めたのであれば，どのようにしてその効果を判定していくのかを伝えるようにしましょう．そして家族に説明する次の機会がいつなのかも明確にしてくことが非常に重要です．そうすることで，サポートがこの先も途切れなく続くことを認識してもらえます（例：「明日の回診の際に，その場にいらっしゃる家族の方に経過の新しい情報をお伝えしますね」）．

家族ミーティングにおける困難な瞬間

下記の会話は前述の枠組みのロードマップ 7-5 の段階から始まります．

◎ Case 1　家族に患者さんの思いを代弁してもらったが，意見の食い違いがみられたケース

起こったこと	そこから学べること
A医師 彼の病状について説明しましたが，それを聞いてどのように思われましたか？	家族の心配していることを聞き出そうとしています．
F夫人（奥さん） 私はただ，うちの主人はもうダメなんじゃないかと思ってるんです．	死について話し合う機会が提示されていることに気づきましょう．
Gさん（息子さん） いやそんな．前向きに考えなきゃ．父さんはよくなりますよね，先生？	
A医師 お二人とも彼の容体のことを心配しているようですが，捉え方の方向性が異なるようですね．	この二人が異なった意見をもっているということを指摘するにとどめ，どちらか一方の考え方だけを支持するということを避けています．
Gさん まさにその通りだと思います．	
A医師 もしもMさんがここにいたら何と言うか，よかったら教えてもらえますか？	具体的に「彼がここにいたとしたら」聞くことで，患者さんの

第7章　家族ミーティングを行う

	思いを代弁してもらえるように誘導しています.
F夫人　このような状態で生きることを，彼は望まないと思います.	
A医師　（F夫人に向かって）そうですか．（Gさんに向かって）あなたはどう思いますか？	それぞれの人が発言できるように配慮しています.
Gさん　もしも生き延びる可能性があるのなら，このような状態でいることも構わないというように言うと思います.	
A医師　生き延びるというのは，良くなって呼吸器を外せるようになるということですか？	言葉の意味を明確にしようとしています.
Gさん　そうです．彼は決して諦めない人ですから.	
A医師　（F夫人とGさんの両者を見ながら）正直な意見を聞かせてくださってありがとうございます．私は彼と直接話したことがないので，参考になりました．（Gさんに向かって）あなたのお父さんは決して諦めない人なので，あなたは彼の病気との戦いを手助けしたいと思っているんですね.	患者さんの思いを教えてくれたことについて感謝を伝えています．そして，患者さんの思いを治療方針に反映させるために家族が果たすことのできる重要な役割を強調しています.
Gさん　まさにその通りです！！	

家族ミーティングにおける困難な瞬間

A医師 彼を手伝うために何ができるか，よかったらお話ししてもいいですか？	息子さんと対立するのではなく，協力してできることを見つけようとしています．
Gさん ええ．お願いします．	
A医師 彼に毎日少しでいいから話してあげてください．あなたの手で彼の手を優しく握りながら，毎日のささいなことを報告するのです．そうすることで彼は非常に安らいだ気持ちになると思います．また，あなたの娘さんのことを話してもよいかもしれませんね．もしくは，お医者さんの意見をあなたとしてはこう解釈しているという話をしてもよいかもしれません．そのような触れ合いと言葉は彼にとって非常に心地のよいものだと思いますし，それはあなたにしかできないことなのです．	

その後も話は続いて……

A医師 あなた方からお話を伺って，彼が大事にしているものやその思いがよくわかりました．そして，あなた方の心配されていることもよくわかりました．それらを踏まえた上で，この先のステップとしてどのようなものが最もよいと考えられるかお伝えして，それに対するあなた方の意見を聞きたいと思うのですが，いかがですか？	会話の次の方向性を示して，それに対する了解を得ようとしています．

第7章　家族ミーティングを行う

家族ミーティングでのコミュニケーション技術：VALUE

　Randall Curtis 医師によって提案された VALUE というコミュニケーション技術に関する語呂「VALUE」はこの章で紹介したすべての技術を簡潔に表しています．これは ICU におけるある大規模研究において検証された介入の一部であり，家族の満足度を改善し精神的なストレスも軽減することが示されています．語呂のそれぞれの文字は以下のコミュニケーション技術を表しています．

V　　家族が述べたことの価値を認める（Value）　「お兄さんが大切にしていたものについて知ることは，彼にとってのベストなプランを作っていくために非常に重要なことです」．

A　　家族の感情を認める（Acknowledge）　「今話した内容は，あなたが期待していた内容ではなかったようですね」．

L　　患者さんの思いを聞く（Listen）　「あなたのお父さんだったら，今の状況をどのように思うでしょうか？」．

U　　患者さんを全人的な視点で理解する（Understand）　「具合が悪くなる前には，お父さんはどんなことを楽しんでやっていましたか？」．

E　　質問を引き出す（Elicit）　「何か不安に思っていることはありますか？」．

家族ミーティングにおける困難な瞬間

この章のポイント

それぞれの家族のメンバーにあった形でコミュニケーションをとるようにしましょう．また家族とは個性をもったメンバーが集まって作り上げている1つの有機的な集合体であり，それぞれの家族が独自のルールを持っているということも銘記しておきましょう（そして，あなたはこのルールを観察するにとどめ，介入しようとするべきではないのです）．

父が子に与えたもの

以前，9カ月もの間 ICU に入院したままの患者さんの家族に話をするように依頼されたことがあります．私が聞かされたところでは，その家族はとっても頑固で「フルコース」をずっと希望し続けているとのことでした．

そこで私は，その患者さんの2人の息子さんにこのように述べました．「もしもあなたのお父さんがここに座っていて，彼の病状についての私たちの話をすべて聞いていたとしたら，彼はどうしてほしいと言うでしょうか？よかったら教えてもらえますか？」．

すると，1人の息子さんが迷わずにこう答えました．「彼は絶対にこのような状態でいたいとは言わないでしょう．彼は私たちにいつもこう述べていましたから．もしも釣りにも行けず，アクティブに活動ができなくなるなら生きている意味がないと」．

すると他方の息子さんがこう割り込んできました．「でも父を助けるのをやめてくれとも私たちは言えないんです．彼は常に私たちのことを助けてきてくれましたから」．

第7章　家族ミーティングを行う

　そう聞いたおかげで私は，彼らのお父さんへの強い思いを認め，お父さんのために彼らができることはすべてやったんだということを伝えてあげることができました．そして私はこう提案しました．彼らが今やるべきことは，お父さんの思いを尊重することであると．代理意思決定人がどのように「したいのか」と聞くのではなく，彼らが代理意思決定人としての真の役割——私たち医療者に患者さんの思いを代弁して伝えること——を果たせるように，彼らを誘導してあげることがいかに大切であるか，この症例を通じて改めて学び直しました．

● 効果的な学習のために ●

● 同席したスタッフからフィードバックをもらう

　この章には練習するべき技術がたくさん含まれています．家族ミーティングには他のスタッフが同席していることが多いので，その人からフィードバックをもらうことができますから，その点を利用するようにしましょう．同席するスタッフにミーティングの前に話をして，フィードバックをもらうための準備をしましょう．コミュニケーション技術を向上したいと思っている旨を伝え，ミーティングの後の数分間，フィードバックをもらうことができないかお願いしてみましょう．この際，あなたが磨こうとしている技術がどのようなものなのかを伝え，どのような点に注目してもらいたいのかを伝えましょう．そして，最も効果的なフィードバックは描写的なもの——あなたが何を言って，それに対して相手がどのように反応したのかというようなもの——であるということも伝えるとよいでしょう．

第 8 章

意見の対立に対処する
――「誰が正しい」から「共通の利益は何か」へ――

対立から逃げるのではなく

　　　　これまで私たちが説明してきたコミュニケーション技術は患者さんを教育し，サポートし，励ますためのものでしたが，それらはすべてある仮定の上で成り立っていました――患者さんと医療者が次に進むべきステップについて合意できているという．しかし，もしも医師と患者さんが合意に至れない場合はどうしたらよいのでしょうか？　たとえばフォースラインの抗がん剤治療中にも関わらず進行がみられる転移性大腸がんの患者さんが，さらに別の抗がん剤を試したいと言ってきており，あなたは明らかに無駄だと思っている場合はどうすればよいのでしょうか．もしくは ICU チームが治療をこれ以上続けるのは無益だと思っている患者さんについて，あなたはまだ望みがあると思っている場合はどうすればよいのでしょうか．

　　多くの医師はこのような状況を扱うことを非常に難しいと感じるでしょう．すべての意見の不一致を「対立（conflict）」であるといってしまうのは少し言い過ぎかもしれませんが，それ

147

第8章　意見の対立に対処する

でも少しでも「対立」の兆候がみられると私たちは尻込みしてしまうものです．というのも，私たちは通常言い争いを避けようとするものだからです．意見の対立が生じると，自分の専門家としての資質が疑問視されているように感じてしまい「それはできない」と取り付く島もなく否定するか，もしくは「患者さんのやりたいように何でもすればいい」というように匙を投げてしまうかのいずれかの方法をとりがちです．しかしこのようなやり方ではお互いの意見の違いを理解したり，さまざまな選択肢を検討したり，お互いが納得できるような案を捻出したりすることは難しいものです．

　よりよいコミュニケーション技術は，このような意見の対立を解決するのに役立ちます．というのも，それは議論の焦点を「誰が正しいのか」から「共通の利益は何か」に移すことを助けてくれるからです．複雑な臨床の現場では，すべての参加者——医師，看護師，その他の医療従事者，患者，家族など——が等しく寄与する必要がありますが，その各々の知識と考え方は必ずしも同じ方向を向いているとは限りません．我々は通常，意見の対立は好ましくないものであり，破壊的なものであると考えがちです．というのも，それはうまく対処されなかった場合，お互いの間に不快感を引き起こし，その後の会話がうまくいかなくなることが多いからです．しかし実は，意見の対立はうまく対処されれば生産的にすらなり，対立内容が明らかになることによって意思決定がよりよいものになることがあるのです．

意見の対立に気づく

　意見の対立が起きようとしていること，もしくはその事態が深刻なものであるということに気づかずに，問題が大きくなってしまうことはよくあります．また対立に気づいた時には，イライラした気持ちのせいで後悔してしまうようなことを口にしてしまっていることがしばしばです．相手があなたの意見に合意していないということに早くに気づくことができれば，それだけ早くに手を打つことができます．実は，対立に早くに気づくためのヒントがいくつかあります．その一つは，あなたが同じことを何度も繰り返して話しているような気になったり，話が堂々めぐりになっていると感じたりする時です．またもう一つのヒントは，あなたが心の中で相手の事を悪く評価しはじめ──「何もわかっていない」とか「無知である」とか「真実から目をそらしている」という風に──，怒ったりイライラしはじめたりした時です．また，あなたがもうたくさんだと感じ，肩をすくめながら「お好きにどうぞ」と言ってその状況から身を引こうとしている時も，そのヒントだといえるでしょう．このようなシグナルを認めた際には，私たちは非生産的な状況に陥ろうとしているのです．そのような状況では以下のようにするとよいでしょう．①まず，その時に行おうとしていたことをやめましょう（というのも，それはどっちにしてもうまくいっていないのですから），②そして心に浮かんでくる最初のことを口に出してしまわないようにしましょう（それを口にすればあなたの気分は晴れるかもしれませんが，状況は悪化してしま

第8章　意見の対立に対処する

うだけでしょうから）．

どのようにすればうまく対立に対処できるのか

　意見の対立に出会った際には，反射的に湧き上がってくる感情を抑え，相手の言い分に対して中立的な興味を払うことが大切です．しかし，この中立的な興味を相手に向けることは簡単なことではありません．あなたが自分の見解や専門分野に関する知識，もしくは医師としての判断について話している時にはことさら難しいでしょう．しかし私たちは何も，あなたが正しいと思っていることを諦めるべきであるといっているのではないのです．そうではなくて，少しの間立ち止まって，相手の言い分に耳を傾けるべきだといっているのです．

　そのためには心の中でこのように尋ねてみるとよいでしょう．この目の前の人物は普段は道理が通った人なのに，どうしてこの問題に関しては自分と違う主張を述べているのだろうと．この「道理のかなった人」という相手への評価が非常に大切です．というのも，もしもあなたが相手のことを馬鹿だと思っていると，たとえそれを口に出さなくても相手はそのことを感じとってしまうものだからです．そしてもちろん相手が馬鹿にされたと感じてしまっては，意見の対立をうまく扱うことはできないでしょう．

　あなたの主張に関して繰り返し言い争うような状況になってしまった時には，実は相手はあなたの言い分を聞くのをとっくにやめてしまっているのです．このような状況ではあなたは相

手のことを「わからず屋」だと思っているでしょうが，実は相手も同じようにあなたのことを「わからず屋」だと思っていて，あなたには相手の言い分に耳を傾けるだけの忍耐や礼儀，敬意がないのだと思っているのです．

　そのため，大きく深呼吸をして，あなたが持ち合わせている忍耐力を結集させましょう．このようにすることは一見手間がかかるように思えるかもしれませんが，実は逆なのです．つまり，対立が本格的なものになってしまうほうが，より多くの時間と労力を消費してしまうものなのです．

対立に対処するためのロードマップ

　ここで紹介する話の枠組み（ロードマップ）は，この本で説明してきた他のそれとは異なっています．というのも，この話の枠組みは相手を正しい方向へ導くためのものではなくて，相手と言い争いになってしまった際に，あなた自身を解決の道へと導くためのものだからです．このように自分自身を導くことは多くの医師にとってあまり馴染みのないものでしょう．

Road Map 8-1　意見の不一致に気付く

　私たちがここで対立とよぶ状況は多くのものを含みます．治療法に関する口論，不合意，もしくは意見の違いであり，2人以上の人物が関わり，何らかの意思決定もしくは行為の施行を必要とする状況です．つまり罵倒しあっていなくても対立となりうるのです．あなたは相手から同じことを繰り返しお願いさ

第8章 意見の対立に対処する

れていると感じたり，相手の中に皮肉の片鱗を認めたり，身振りの不自然な点（目を少しそむける動作など）に気付いたりすることがあるでしょう．もしもこのようなささいな対立のヒントを見逃してしまうと，のちになってあなたのいないところで，あなたの意見が取り入れられることなく，意思決定がなされてしまうかもしれません．自分の苛立った気持ちや，憤慨，「またか」といううんざりした気持ちなど，自分の中の気持ちの変化こそが対立に気付くための最も有益なシグナルなのです．

Road Map 8-2 決めつけにならないような話の始め方を探る

対立に上手く対処するためのコツは，相手を攻撃することなく問題点を提起することです．そうするためには1分間，気を落ち着ける必要があるかもしれません．（夫婦喧嘩における研究では，気持ちを落ち着けるために要する時間は20分間といわれていますから，自分のイライラした気持ちを過小評価しないようにしてください）そして相手のことを尊厳をもって扱うための問いを自分に投げかけてみるとよいでしょう．その問いとは「この素晴らしく筋の通った，論理的な人物が，どうしてこのようなことを要求しているのだろうか？（もしくは，このようなことをするのだろうか？）」．このように自分に問う意味は2つあります．まずはあなたが結論に先走るのを防ぐことです．そして，相手に発言するための機会を与えることです．このように自分に問いかけてから，問題の論点を独断的でない言い方で示し，話し合いを始めましょう．「あなたのその

対立に対処するためのロードマップ

態度について話し合いたいのですが」ではなく，「私たちが話し合っている内容は，ベストな治療法を探ることであると感じるのですが，そのことについて話を進めていってもよいですか？」というように話し合いを始めるとよいでしょう．

8-3 相手の言い分，懸念事項，視点に耳を傾けそれを受け入れる

相手にきちんとした注意を向けるようにしましょう．そして数分間，あなたの言い分を忘れるようにしてください．もしも言い返すために心の中で準備しているとしたら，あなたは本当に聞いているとはいえないのです．Douglas Stone（訳者注：ハーバード法学院の講師で，"Difficult Conversations: How to Discuss What Matters Most"の著者）は相手の話を聞くときに3つの内容に注意を払うべきだと述べています．①起こったことに関する相手の解釈（ストーリー），②起こったことによって引き起こされた相手の（そしてあなたの）感情，③起こったことが相手にとってどのような意味があったのか——そしてその意味はどのようにして形成されたのか——．ここでの目的は相手の言葉を単にオウム返しすることではありません．そうではなく，あなたが相手の視点や感情を理解しているということを相手に示すことが大切なのです．

8-4 対立が何に関するものであるかを同定し，その内容を共通の利益として述べる

ここにきて初めてあなたの視点と懸念事項を述べることができます．しかしその際にも，人ではなく問題点に焦点をあてた

第8章　意見の対立に対処する

言葉を使うようにしましょう．そして問題点を共通の利益として述べるようにするのです．そのようにするためには多少の言い換えが必要でしょうし，感情的にならずに共通の利益として問題点を言い換えることはある程度の訓練が必要となるでしょう．「インターネット上の治療法が効果があると思っているのは間違いです」と患者さんにいうのではなくて，「最もよい治療をあなたが受けれるようにしていきたいと思っているんです」というように述べるとよいでしょう．このように言い換えるためのコツは，「あなたは間違っている」という人に焦点をあてた言い方から，「最もよい治療」という共通の利益に焦点をあてた言い方にすることです．

Road Map 8-5　懸念事項を解決してくれるような選択肢をいくつか考える

対立にもかかわらずさまざまな選択肢を探り，それについて話し合っていこうとするあなたの姿勢は，患者さんにきっと響くことでしょう．なお選択肢について話し合う際には，すべての選択肢を列挙し，それぞれについて説明するにとどめ，あなたのおすすめがどれであるかについては触れないようにすることが重要です．患者さんがそれらの選択肢を検討し，それぞれがどのように共通の利益に結びつくのかを考えられるようにしましょう．もしもある治療を行うべきかについて合意が得られていない場合は，時間を限ってその治療をやってみるのも1つの有益な方法です．

対立に対処するためのロードマップ

その問題に関わっているすべての人の利益を満たすような選択肢を探る

　私たちは医師として毎日のように最良な治療を求め決断を下していると思いますが，その「最良」を「最も効果がある」と同義に捉えてしまう傾向があります．しかし対立の解決のためには，その状況に置ける「最良」とは何であるのかを考え直す必要があるかもしれません．というのも，医学的には最も効果があるとは言い難い選択肢でも，それが患者さんや家族の必要を満たすものであるかもしれないからです．また時には不合理であると思われるような選択肢を検討する必要があるでしょう．ですから，対立を解決するためには，自分がどこまで妥協できるのかを明確に知っておく必要があるのです．

すべての対立が解決できるとは限らないということを知っておく

　しかし，前記の方法を使っても解決できない対立もあるでしょう．そのような場合には，あなたと相手の両者が信頼するような第三者に話し合いを取り持ってもらいましょう．倫理委員会，品質管理委員会（そこには患者さん・家族と医師間の争論を取り持つ人々が在籍しているはずです），または緩和ケア科へのコンサルトが有用な場合もあります．もちろん，それはその人たちの技量にもよりますが．

第8章　意見の対立に対処する

((●　「でも」を述べるタイミング

　私はある家族会議に参加していました．そこで，医師たちはこのように繰り返し述べていました．
「あなた方が大切な家族である彼の回復を心から願っていることはよくわかります．でも，彼の病状はとても深刻だということもわかっていただきたいのです」．
　話し合いの後にその家族は，医師が彼の回復を望んでいないため，彼らの味方ではないと憤慨していました．
　その際に私は，ある学会で講演者が「でも（but）」はその前に述べられたすべての事柄を打ち消してしまう作用があると述べていたことを思い出しました．それは新鮮な発見でした．そこで私はこのように会議の内容を言い換えてみたのです．「医者の皆は彼の容態が非常に深刻であると思っているようですね．しかしそれでも（and yet），あなた方は彼が回復する望みを持ち続けているんですね」．この言い方は彼らの耳によく響きました．自分たちの気持ちがわかってもらえたと感じたのです．

　　　　　　　　　以下の会話は，医師とがん性腹膜播種を患った女性との会話
　　　　　　　　であり，前項で説明したロードマップをよく表しています．

◎ Case 1　共通の利益を持ち出すことでうまく対立に対処できたケース

起こったこと	そこから学べること
J婦人　ここ最近ずっと入院したいと思っていたんです．	

156

対立に対処するためのロードマップ

A医師 どうしたんですか？ よかったらくわしく教えてください．	彼女の心の葛藤に気づき，くわしく聞くことよって，独断的でない会話のスタート地点を意識的に探ろうとしています．
J婦人 お腹の中の水のせいで，苦しいんです．お腹がいっぱいな感じがして食べられていないので，点滴が必要なんじゃないかと思っているんです．	
A医師 非常に辛い思いをされているようですね．	現状についての患者さんの考えに耳を傾け，彼女の気持ちを理解しているということを共感の言葉を使って表現しています．
J婦人 ええ．そうですね．	
A医師 その苦しみに対して，もう少しうまく対処できると思いますよ．	共通の利益——症状の緩和——を明確にしようとしています．
J婦人 だから，そのために入院したいと思っているんですよ．	
A医師 なぜ外来通院ではなくて，入院したいと考えているのか教えてもらえますか？	患者さんの理由づけを聞き出そうとしています．
J婦人 入院したほうが治療が早く進むと思うんです．それに入院すればよく診てもらえるんじゃないかと．	

第8章　意見の対立に対処する

A医師 苦しくないようにすることが非常に大事なようですね．ここでちょっとした提案があります．入院することの良い点と良くない点をお話したいと思っているのですが，いかがですか？	共通の利益を満たすような選択肢を提示してもよいか，許可を求めています．
J婦人 ええ．お願いします．	
A医師 もしも今日もう少しくわしく診察をすることができれば，症状を緩和できるようなお薬を開始することができます．そうすれば入院するよりも早く治療が開始できます．逆に入院することの利点は，病院にはたくさんの看護師さんやお医者さんがいて，あなたを助けてくれるということです．しかし，欠点としては，おそらく入院したとしても1日で退院になってしまうということです．そして，残りの治療は自宅で継続することになるでしょう．	外来治療と入院治療の選択肢を提示しています．
J婦人 どうすればいいでしょうか？	
A医師 そうですね．私の考えでは……．	意見の対立をうまく切り抜け，J婦人が提案を受け入れる姿勢になったところで，自分の意見を述べようとしています．

158　　JCOPY 498-05724

他の医療者との対立は，患者さんとのそれとは異なる

　患者さんやその家族との間の意見の対立は強い感情に端を発していることが多いです．たとえば，やり切れなさ，失望，喪失感，悲嘆，恐れなどの感情です．さらにその根底には無力感や罪悪感といった感情が流れていることも多々あります．一方，他の医療者との意見の対立は，強い感情を伴っている点は同じですが，社会的な立場の点で患者さんとの間のそれとは大きく異なります．それはつまりこういうことです．患者さんの感情を扱う際には，医療者としてのプロの意識が感情への対応を手助けしてくれます．しかし，他の医療者との間では，自分たちの感情を意識することは仕事上あまり必要ないと思い込んでしまうのです（もちろん例外はあります．しかし私たち医師は通常，このような事柄は心から信頼している人にしか話さないものです）．

　加えて，他の医療者——特に他のレベルの医療職種の人々——との関係は権威や評判への影響が付きまとうことが多いです．不合意や対立の表現のされ方は，権力構造によって影響を受けます．一般に権力構造の上位の立場の医療者（たとえば指導医）は下位の者に比べて優遇されて扱われる傾向にあります．その結果，権力のない医療者（たとえば看護師）は不合意を声に出すことをためらいがちになります．つまり，権力が上位の医療者（指導医）は看護師が実は非常に憤慨しているのに，それを見逃してしまうことがあるのです．その意味するところは，あなたが権力構造で上位にあるほど，その他の医療者の抱

第8章　意見の対立に対処する

えている懸念事項により多くの気を配る必要があるということです．彼らの大切な問題点を慎重に扱わないと，自分の仕事が対等な評価を受けていないと彼らが感じてしまう危険性があるのです．

　そのため，職場の人との意見の対立に取り組む際には，このように自分に問うとよいでしょう．「彼らの視点を心から聞きたいと思っていることを伝えるためには，どのようにすればよいだろうか」また，「どうすれば彼らが私に言いたいことを言えるようになるだろうか」これは実は，私たちが患者さんに対して「話しやすい雰囲気を作る」のと同じことなのです．そうです．あなたは職場の人と話しやすい雰囲気を作る必要があるのです．患者さんにそうするように，プライバシーが守られた場所で会話を行い，その内容が患者さんやその他の同僚の耳に入らないようにして，あなたはきちんと相手の言っていることに注意を向けるようにしましょう．そう，これらの原則はすべて患者さんに対するそれと同じなのです．

　しかし，職場の人の感情をどのように扱うのかは少し複雑です．私たちはこれまで，患者さんや家族の感情へ気を配り，それらに対して共感を示すように述べてきました．しかし私たちの経験では，同僚たちへの共感は時として見下していると誤解される危険性をはらんでいるのです．特に権力構造の上位の医療者は，職場の人の感情に対応する際にはことさら注意を払う必要があります．多くの医療者は自分の感情は仕事に持ち込むべきではないと考えていますし，自分の感情をみせることは弱いことであると信じています．そのため，職場の人の感情に対

他の医療者との対立は，患者さんとのそれとは異なる

応する際には，彼らが受け入れられる形で反応を返す必要があります．もしもよく知らない相手の感情を扱う際には——結果的には相手への理解が深まっていくとしても——，相手の感情を軽蔑していると思われかねない表現をするよりも（例：「あなたは非常に怒っているようにみえますが」，「あなたはその患者さんに個人的に感情移入しているようですね．違いますか？」），その状況にまつわる感情について話す方がいいでしょう（「これは非常に悲しい状況ですね」）．患者さんにそうするように，相手の感情を指摘する際には，一歩引いた間接的な言い方にする方がいいこともあります（例：「この状況は，あなたにとって煩わしいもののように見受けられますが」）．そうすることで，軽蔑的ととられることなく相手の感情を認めることができます．

自分の落ち度を認める

　私は時間に遅れていましたし，疲れていて，その上要求の多い家族と話し合いをしていました．そして話し合いが終わって部屋から出たところで，ある看護師が非難の眼差しを向けながら私に向かってきました．
　私はその看護師と，その家族が一貫性のあるメッセージを受け取れるように細心の注意を払おうと最近相談したばかりでした．看護師は私との距離がまだ縮まらないうちに話し始めました．まるで私が彼女の言い分を聞かないと思っているかのように．敵対的な態度ではなかったですが，少し棘のある声でした．そこで私はこう答えました．
　「この件に関して，私の至らなかった点を認めます．あなた抜きで話し合

第8章　意見の対立に対処する

> いをもったことは間違いでした．ごめんなさい」．
> 　すると驚いたことに彼女はこう述べました．「ええ．私もあなたのことを勘違いしていたみたいですね」．
> 　自分の間違いを認めたことによって，彼女の拒絶感がとれ，私たちの関係性が少しだけ修復され，前に進むことができました．

対立をめぐる話し合いがうまくいかなかった時

　対立をめぐる話し合いが成功したといえるかどうかは，相手のことをよりよく理解できるようになったかどうかで決まります．ここで注目すべきなのは，必ずしも対立が解決される必要はないということです．というのも，対立はたった1回の対話で解決できることは少ないからです．深い対立が起きるのは各人がその事柄に深く献身している場合であり，その献身を対立の解決へともって行く労力を考えれば，解決まで時間がかかるのも納得が行くと思います．

　そして，もしもあなたが対話の後に打ちのめされた感じがしたり，ひどい口喧嘩をしてしまったと思ったりしたら，自分のことを大事にすることが先決です．自分のストレスを解放するための時間をつくるようにしましょう．信頼する同僚に話しを聞いてもらってもいいでしょう．または自分だけになれる空間で，思いっきり自分の気持ちをさらけ出すのもいいでしょう．そう，あなたのやり切れなさ，苛立ち，悲しみのすべてをです．あなたがそんなに苛立っているのは，あなたがその事柄を

それだけ大事に思っているからなのです．ただ，その問題を振り返る際に注意するべきことがあります．それは，自分が正しいという理由を自分の中で探すことはしないことです．その代わりにこのように自分に問うといいでしょう．自分は相手の考えをきちんと理解したのだろうかと．例の「相手を尊厳的に見つめるための問い」──この道理のかなった人物がどうしてこのような主張をしているのだろうか？──に答えることができるかどうか，考えてみるといいでしょう．

　また時として，あなたが謝罪することを考慮するべき場合もあるでしょう．もちろん相手があなたに不当に扱われたと思っている場合には，あなたは相手に謝罪してしかるべきです．この場合，あなたの元々の意図はもはや問題ではありませんし，その意図に言及するべきでもありません．あなたが述べるべきことは，相手が不当に扱われたと感じていることに対して，すまないと思っているということだけです．謝罪する際には，だた謝るようにしましょう．決してその機会を利用して，あなたの主張を通そうなどとは思わないことです．謝った後に「でも，私はこう思うんだけれども……」などと言わないことです．相手に不誠実と受け取られ，むしろ状況を悪化させてしまうだけですから．

相手が無礼である場合

　患者さんや同僚が侮辱的であったり無礼であったりした場合，あなたは相手に対しても同じようなやり方で返してやるの

第8章 意見の対立に対処する

が正当だと思うかもしれません．それが人間の性というものでしょう．

しかし，実際には侮辱的なやり方で相手に返してしまっては，対立を悪化させてしまうだけです．もちろん皮肉を言うのもダメです．このような状況では高度な自己コントロールの技術が必要になります．そして，感情をデータとして捉えることが役立ちます．相手の怒りは，やり切れなさ，心の傷，恐れなどの表れかもしれません．このように捉えることで，あなたは次に何を言うべきなのかがわかってくるでしょう．このような状況でどれだけ共感を示せるかによって，あなたのコミュニケーション能力の真価が計られるといえるでしょう．

もちろん，あなたが無礼に扱われなければならないという職業上の義務はどこにもありません．その場合には，自分の立場を説明することが大事です．患者さんや家族が大声で怒鳴ったり，罵倒してきたりしたら，落ち着いた態度でこのように言うべきです．「あなたがこの事柄に関して強い思い入れがあるのはよくわかりました．あなたがこのような言葉使いをしている時には，話し合いをするのは非常に難しいと感じています」（ここで，「しかし，あなたが……」と言っていないことに注意してください．というのも，ここで「しかし（but）」と言ってしまうと「強い思い入れがある」という相手に理解を示すための言葉が，後のセリフを言うための譲歩的な枕詞ととられてしまう恐れがあるからです）．多くの人は興奮した状態では自分の言葉が相手にどのように伝わっているのかを意識できないものです．ですからあなたがそのことを指摘してあげれば，相手

は自分のことを制御するようになるでしょう（しかし，もしも相手が脅してくるようでしたら，速やかに立ち上がり，あなたの懸念を伝え，部屋を出て，警備員を呼ぶようにしましょう）．

対立が解決困難な場合

　もしもお互いに妥協できる選択肢を見つけることができなかったり，相手（患者さん，家族，同僚）からの要求にゆずる兆しがみられなかったりしたら，一度その状況から（そしてその苛立ちから）少し遠ざかるようにしましょう．価値観の違いに起因する対立はよいコミュニケーションをもってしても解決することが困難な場合があります．

　たとえば，どのような QOL であれ生きていること自体が価値があると考えている患者さんや家族は，QOL を非常に重要視している医師と衝突してしまうでしょう．もしもそのような家族と医師が，敗血症で明らかに死が近づいている患者の人工呼吸器を継続するかどうかについて衝突している場合，私たちがこれまで説明したやり方をもってしても，対立を解決できる可能性は低いでしょう．人工呼吸器がその家族にとって意味するところのもの（寿命を伸ばす）が，医師のそれ（受け入れられない QOL）とあまりにも異なっているためです．

　対立が硬直状態にある場合，自分に以下の3つの質問を問いかけてみるとよいでしょう．①この事柄は相手の根本的信念や価値観にとってどの程度重要なのだろうか，②この事柄は自分の根本的信念や価値観にとってどの程度重要なのだろうか，

第 8 章　意見の対立に対処する

③この事柄に関して，自分は，自らの信念を損なうことなく，どの程度までなら譲ることができるだろうか．ここで難しいことは，自分のアイデンティティを損なうことなく柔軟になるということでしょう．私たちの経験では，時間が経つにつれて，このようなケースに対する私たちの反応はより柔軟になり，患者さんが本当に大事にしているものをより受け入れられるようになり，医学生物学的な事実に固執することがより少なくなるものです．

時には患者さんや家族と，対話や交渉を通じても合意に至れない状況を経験することもあるでしょう．もしもあなたがこの章で述べているやり方に従ったにもかかわらずそうなったのなら，その不合意の根本原因はお互いの基本的価値観（コアバリュー）の違いであり，そのような状況はよいコミュニケーションをもってしても解決することはできないのです．そのような場合は第三者の助けが必要になります．倫理委員会，緩和ケアチーム，仲介人として機能できそうな同僚，不合意を専門に扱う品質改善委員会のメンバー等です．

しかしそれでも，その価値観の違いは決して相容れないものなのだと認める必要があるかもしれません．そのような場合は，潔く不合意を認めましょう．あなたの価値観をゆずることなく，しかも相手の価値観を侮辱しないようなやり方で．

ある患者さんが私にこのような話をしてくれたことがあります．彼女が主治医に，死を早めるような薬の処方をお願いした時のことです．その主治医は彼女の要求に対してこのように答えました．自分はその薬を処方することはできない，というの

対立が解決困難な場合

も自分の良心がそれを許さないからだと．

　しかし，その主治医は彼女の悲惨な状況を認め，そのリクエストが全く正当なものであると認めました．この相手に敬意を払いながら不合意を認めるやり方によって，その主治医は患者さんのそのような思いを深く理解することができ，2人の良好な関係をその先も続けることができたのです．その患者さんは，主治医がその事柄に関して全く異なる信念をもっているということを受け入れることができました．そしてさらに，彼女の思いを聞いてもらえ，理解してもらえたと感じることができたのです．

この章のポイント　自分の意見に固執するのではなく，共通の利益という中立的なスタート地点を見つけ，それを声に出して述べるようにしましょう．

● 効果的な学習のために ●

　対立に対処することは骨が折れます．というのも少し過剰防衛になってしまったり，ぼろぼろになった感じがしたり，またはとにかく悪い気分になってしまうからです．そして，あなたが協調性を重んじていればいるほど，その気分の悪さはひどくなるのですから．以下に自己反省のための有益な問いを紹介します．これは前述のDouglas Stoneらによって提唱されているもので，自分に問いかけてもよいですし，または信頼できる同僚とともに反省のために使ってもよいでしょう．
- 自分のアイデンティティもしくは自己像（セルフイメージ）のどのよう

- な点が脅かされていると感じたのだろうか？
- 自分は何を拒否しようとしているのだろうか？ もしくは何を強調しようとしているのだろうか？
- 自分は実現不可能な完璧な基準に，どの程度のこだわりをもっているのだろうか？
- どうしたら冷静な視点を取り戻せるだろうか？
- どうしたら難しい状況において余裕を保つことができるだろうか？

第 9 章

終末期医療への移行
―― 不安と恐れに負けず，全体像へ目を向ける ――

治療方針の移行とは何か

　　　　　　　満足できる QOL を保ちながら延命することがこれ以上不可能だと思われる時，私たちは治療方針を転換する必要性に迫られます．このような転換を話し合うことは治療の「移行（transition）」を進めるにあたって必要なものですが，同時にそれは私たちを怖じ気づかせるものでもあります．この移行のための会話の考え方はもともとがん医療から発展しました．がん医療では，これ以上がんに対する治療がなくなったり，受けているがん治療を止めたりする必要が生じることが多くあるからです．その他の重病における移行のタイミングは少し曖昧なことがあります．たとえば HIV の患者さんでは，抗レトロウイルス薬を投与しても効果が見込めない時が移行のタイミングかもしれません．心不全の患者さんでは，肺水腫や腎不全を繰り返している時かもしれません．とにかくどのようなケースであれ，移行について話し合うことは非常に辛いものです――患者さんにとっても，そして医師にとっても．多くの患者さんに

第9章　終末期医療への移行

とって，明確な意思をもって自分の病に対する治療の中止を明言することは，これ以上生きながらえるのを諦めることを意味するでしょう．そして医師にとっては，自分の患者さん対する治療の中止は，自分の敗北として心に刺さるものなのです．

　病に対する敗北はすべて病気の圧倒的な力が原因であるのですが，医師は自分の無力さを感じずにはいられません．そしてこの無力感が病状が進行していることを告げることを難しくさせます．『Oncotalk』（訳者注：はじめに参照）の参加者はこう述べています．「私にはどうしてもうまくできないと思ってしまうんです．きっと自分の中の不安な気持ちが原因じゃないかと思うのですが」．過去には医師として，他の病気との戦いで負け戦を勝ち戦に変えた経験がある（そしてそのことを誇りに思っている）のに，この目の前の患者さんに関してはどうしてしまったのだろうとあなたは自分に問うでしょう．そしてこう答えるはずです．「きっと自分が何かまずいことをしたに違いない」もしくは「どこかの段階で，もう少しうまいことができたはずだ」と．どちらの場合にしても，それは気分のよいことではありません．患者さんが自分から治療をやめたいといわない限り，あなたは患者さんにこう説明しなくてはならないのです．あなたと患者さんが今まですべてをかけてきたこの治療は，今振り返ってみれば，時間と労力の無駄でしかなかったと．

　他の『Oncotalk』参加者はこのように述べました．「患者さんが『つまり，先生は私のことを諦めるということなんですね』と述べた時に非常に心が痛みました．自分を弁護したい気持ちが沸いてきましたし，何か別の選択肢を提供できないこと

を非常に辛く思ったのです」．このように考えてみると医師がこのような会話や，自分の無力さを思い知らされずにはいられない患者さんを避けようとするのも，別段驚くことではないように思われます．

　移行のための会話は非常に厭わしいですから，医師はこの類の会話を単なる治療の選択肢を選ぶための会話にすり替えてしまう傾向にあります．しかし本来それは，いわゆる選択肢を単に選ぶだけの会話とは異なるはずです．それは，誰もが望まない選択肢の話なのです．延命から緩和中心への治療方針の移行は，いかにそのタイミングが適切であったとしても，事実，それは治療が効いていないことを意味するのであって，失望や喪失，悲嘆を引き起こすものです．そして患者さんが突きつけられるのは，治療の無力さ（例：「どうしてこの治療が私には効かなかったの？」），自分の無力さ（例：「きっと違う治療法，もしくは違う医者を選ぶべきだったんだ」），そして実存的・スピリチュアルな危機（例：「どうして私が？　毎日きちんとお祈りしなかったから？」）なのです．

　このような次第ですから，移行のための話し合いは悪い知らせを告げるための話し合いよりもさらに厄介なものです．あまりの困難さのため，医師は本題である移行の話を無視して，最期に関連する選択肢，例えば心肺蘇生（CPR）や人工呼吸器の話に終始してしまうこともしばしばです．もしくはただひたすら「大丈夫」と言い続けるのです——本当に「何も打つ手がなくなる」その日まで．なお，次の章でCPRを取り上げていますので，この章ではCPRと切り離した移行の話に的を絞りた

第9章　終末期医療への移行

いと思います．というのも，そうするほうが患者さんがより適切な選択肢を選べるようになりますし，直面している困難な現実に適応できるようになり，担当医に対する信頼を持ち続けることができるようになるからです．

◆落とし穴◆
患者さんを励まし続けてしまう．「現実的にならなきゃいけない」と言うべき日がくるまで．

解決策
大きな全体像を描き，実現可能なゴールを探る．

　移行に関する研究によれば，患者さんは死について話し合う際に，譲歩を求めるものであり，そのプロセスにおいてある程度のコントロールを欲するものです．また，彼らは「もうこれ以上，打つ手はありません」と言われた時の辛い記憶をいつまでも心の中に抱き続けます（ですから，このようなセリフは絶対に避けるべきです）．
　もっと長く生きたいという希望を，「よい最期」を目指すように方向転換させていくためのストラテジーは広く知られてはいますが，効果的にそれらが使われることはまれです．患者さんのことをよく知らずに成り行きで治療方針の移行を提案しても，受け入れてもらえないことがほとんどでしょう．患者さんにとってみれば，医者から唐突に新たな目標を持つべきだといわれても，あまりにもぶっきらぼうで都合がよすぎると聞こえ

移行（transition）を話し合うためのロードマップ

るからです．私たちの経験では，治療方針の移行の話し合いが最も成功しやすいのは，その移行が患者さんの価値観に基づいて提案された場合です．もちろんそのためにはある程度の探りが必要です．患者さんが実際に感じている恐怖を理解できて初めて，その患者さんに安息を与えることができるように，治療方針の移行が最も成功するのは，患者さんにとって一番大事なものは何なのか，そして患者さんが諦めようとしている望みは何なのかをある程度理解できた時なのです．もちろん，あなたは以下のことも強調するべきです．患者さんはいつでもあなたの専門的な援助を受けることができますし，単に患者さんをホスピスに送りつけようとしている訳ではないということを．患者さんが直面している現実をあなたは変えることはできません．あなたにできることは医学の専門家としての知見を提供し，患者さんを援助し，理解を示しながら話し合いを持つことなのです．患者さんが対峙しようとしている転換点について，彼らが明確に考えられるようになるために．

> **鍵となる技術**　患者さん，家族と共に「大きな全体像」を描く

移行（transition）を話し合うためのロードマップ

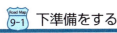 **下準備をする**

　　　この類の会話は容易でありません．あなたがどれだけその症

第 9 章　終末期医療への移行

例について考えを巡らせることができたか，またどれだけあなた自身の感情に折り合いをつけられたかによって話し合いの出来が変わってきます．下準備することによって，あなたは会話の中でのささいなヒントも見逃さないようになるでしょうし，その場で臨機応変に対応できるようになるでしょう．

患者さんや家族が病気の現状をきちんと理解できているか確認する（そして必要であれば説明する）

この部分は悪い知らせの話になることが多いですから，きちんと感情データに気を配り，それに対して適切に対応するようにしましょう（第 3 章参照）．

次のステップを話し合うための心の準備ができているか確認する

患者さんが現状に打ちのめされていたり，悲嘆に暮れていたりする場合には，次のステップについて話し合うことは難しいかもしれません．感情に圧倒されている場合には，ある程度の時間と距離を置くことが必要な場合もあります．私たちは患者さんの心の準備の具合を，彼らがいかに積極的に会話に乗ってくるのかによって判断するようにしています．また心の準備が整うためには，必ずしもショックや悲しみを克服する必要はないということは指摘しておきます（そして実際に，そのように克服まで待つだけの時間的余裕はないことがほとんどでしょうから）．このように尋ねてもいいでしょう．「このように状況が進んだ際にどのようにしたいか，今まで何か考えたことはあり

移行（transition）を話し合うためのロードマップ

ますか？」．

患者さんの価値観やゴールを浮かび上がらせるような，大きな視点の質問を投げかける

　大きな全体像に関して聞く際には，まず患者さんにとって大切なものや，ポジティブなもの，生きることに喜びを与えてくれるようなものに焦点をあてるようにしましょう．そして示されたゴールや希望の内在する脆さについてはできるだけ触れないようにします．この段階では患者さんの価値観を理解し，あなた自身が患者さんと同じ方向を向くようにすることが大切なのです．なお，遺言など後世に残したいことについての話は通常後回しにするのがよいでしょう．というのもその人が存在しない未来に考えを巡らせる前に，まずは目の前の患者さん自身に注目するべきであるからです．

あなたにとって今一番大切なことは何ですか？

　患者さんの生活における最も大切なものを聞き出すことは，全体像を描き出すのに役立ちます．またはこのように聞いてもいいでしょう．「あなたの最も大きなゴールは何ですか？」．多くの患者さんはこの質問によって十分なきっかけを得て，自由に答え始めるでしょう．また時にこのような答えが返ってくることがあるでしょう．「私はもっと生きたいんです」．そのような場合には以下のように返すとよいでしょう．「私もあなたのために同じように願っています．あなたが生きている上で最も大切なものは何ですか？　このために生きていたいと思うよう

第9章 終末期医療への移行

なものはありますか？」．

 ### あなたはどのような望みを持っていますか？

　　この質問の前に一言，このように言い添えるとよいでしょう．多くの人たちは多数の異なる希望を持っているものなので，できるだけ多くの希望を聞いておきたいと．もしも答えが「病気の完治」であったらその希望を認め，さらに「他にはありますか？」と聞くようにしましょう．

 ### 病院の外でのあなたの生活がどのようなものなのか教えてください

　　この質問によって患者さんが今取り組んでいること，そして彼らが大切にしているものを知ることができるでしょう．それに患者さんがどのように病気のストレスに対処していて，そのやり方がどの程度効果的なものなのかを知ることもできるでしょう．また，患者さんがどのようなことを楽しんでやっているのかについても忘れずに聞くようにしましょう．

 ## 決断を下すにあたって妨げになるような懸念事項を探る

　　心配になっていることを患者さんに話してもらうことで，大きなゴールについての話につながることがあります．

 ### 今一番心配していることは何ですか？

　　さらにもっと具体的に，このように聞いてもいいでしょう．「この先のことを考えた時に，どのようなことが一番の心配事

移行（transition）を話し合うためのロードマップ

として心に浮かびますか？」．

あなたにとって今最も辛いことは何ですか？またあなたの家族にとって最も辛いことは？

多くの医師はこの質問を聞くことをためらってしまうでしょう．というのもこの質問によって多くの解決不可能な答えが返ってくるように思われるからです．しかしこの質問の目的は，患者さんがどのような問題に直面しているのかを話してもらうことであり，またあなたが最も困難な事柄についてであっても話し合う用意があるということを示すことなのです．

9-6 提案をしてもいいか尋ねる

提案をする前に，その許可を得るようにしましょう．「あなたのお考えや状況がよくわかったところで，私から提案をしたいと思うのですがいかがですか？」．患者さんがどれだけ話に引き込まれているかで，あなたの提案を聞くかどうかの確率が変わってくるでしょう．ここでの医師としてのあなたの責務は，患者さんの価値観や目標を，それを達成させてくれそうな治療と調和させることなのです．そのためにはあなたがきちんと患者さんの話を聞いて，それに基づいて提案をすることが必要です．このように提案することは患者さんの自律（autonomy）を損なうのではないかと心配する人がいるかもしれません．しかし真実は全くの逆であると私たちは主張します．患者さんは担当医からのアドバイスを求めていますし，しかも患者さんはそのアドバイスを採用することも却下することもできるので

第 9 章　終末期医療への移行

す．
　ここで一つ覚えておいてほしいことがあります．それは，あなたのアドバイスは「私があなただったらこうする」という考えに基づいている訳ではないということです．そうではなくて，あなたのアドバイスは患者さんがあなたに語ったところのもの——彼らにとって大切なもの——を反映していなければなりません．私たちも過去に何度も，自分だったら絶対に選ばないような選択肢を患者さんに勧めてきました．というのも非常に侵襲的な治療法であっても，それが明らかにその患者さんのニーズとマッチしていたからです．なお，もしも患者さんや家族があなたのアドバイスを聞くための心の準備ができていなければ，後に再度提案することを検討しましょう．彼らの準備ができていないのは，まだ病気や治療のことで頭がいっぱいだからでしょうか？　それとも，彼らの目標や価値観をあなたがまだはっきりと掴めていないからでしょうか？　このような場合には，以下のように言ってもいいかもしれません．

> 　他の患者さんと話してきた経験から言いますと，多くの人が共通して心配することがいくつかあります．それらはこのようなものです．
> - 痛みやその他の症状の良好なコントロール
>   —— 納得できる程度の苦痛緩和
> - 大切な人との絆を強くすること —— これだけは伝えておきたいと思っていることを，きちんと伝える
> - 家族の負担になることを避ける —— 自分の家族が自

分の病中でもやっていけると思える
- 何事においても，ある程度コントロールできるという感覚 ── 自分の願いがいくらかでも実現可能だと思える
- 不必要に死のプロセスを長引かせない ── 機械に繋がれたまま死ぬことや，「植物状態」で死ぬことを避ける

9-7 患者さんの目標に合致した新たな治療方針を提案する

　前述のように，ここでは患者さんから引き出された全体像を注意深く見つめ，あなたの専門家としての知識を動員し，患者さんの目標や希望の全てではなくても，ある程度を達成させてくれるような治療計画を提案するようにしましょう．教養豊かなある同僚はこのステップをして「the art of the possible※」と呼びました．私たちが成功だと考える治療計画は以下のようなものです．いくつかの実現確実な項目と，いくつかの妥当な実現性を持った項目と，少しの賭けの項目を含んだものです．たとえば，痛みの良好なコントロールのための治療（高確率），子供の適応サポートのために心理士にコンサルト（妥当な確率），そして疎遠になっている兄弟に連絡を試みることをソーシャルワーカーに依頼する（賭け）を含んだ治療計画といった

※ ビスマルクの言葉 "Politics is the art of the possible."（政治の現実主義を意味する言葉）に由来．「現状から最善の結果を得るために，不可能な理想を追わずに，現実に可能なことを実行する技術」という意味．

ものです．

　このように提案することによって，あなたは医学的な事柄に対する医師としての責務を果たし，患者さんがどの治療を選択すればゴール近づくだろうか，と悩まなくて済むようにしてあげられるのです．なお，ホスピスはこのような治療計画の中で重要な位置を占めることが多いでしょう．ホスピスが提供できるサービスについて詳しく説明することは本書の範疇を超えていますが，私たちはこのステップで具体的な話をすることが重要だと考えます．ホスピスが患者さんのニーズを満たし，目標を達成させるために何ができるのか．そして，ホスピスが得意とするのはどのようなサービスなのかなどについて話をするとよいでしょう．曖昧にただ推薦するのは避けるようにしましょう．また，あなたが今後もケアに関わっていくということも述べるようにしましょう．

　なお，治療計画の時間のスケールは患者さんの病状によって変わってくるでしょう．集中治療室の患者さんであれば，先の数時間のことかもしれません．逆に緩徐に進行する認知症の患者さんであれば，先の数週間のことかもしれません．

Road Map 9-8　あなたの提案に対するフィードバックをもらう

　話し合いの中でああでもないこうでもないと議論することが，全員が納得がいくようなプランを作るために重要です．軌道修正をし，再考し，必要であれば振り出しに戻ることも厭わないというようなあなたの姿勢は，患者さんの願いに合わせてあげたいという柔軟性と誠意を相手に示すことでしょう．

移行(transition)を話し合うためのロードマップ

　以下の会話は上で述べた枠組みのいくつかのポイントを含んでいます．場面はB医師が患者さん(T婦人)に対してCTスキャンの結果を一通り説明し，事態が願っていた方向に向かっていないという悪い知らせを伝え，彼女の悲しみに対応し，次のステップについて考えるために話を前に進めようとしているところから始まります．

◎ Case 1　抗がん剤の中止について話し合ったケース

起こったこと	そこから学べること
B医師 これからどうするのかを考え直さなければいけない段階にきているんだと思います．というのも，あなたの命を伸ばすためにこれまで行ってきた全ての治療が効かなかったからです．しかし，残された時間をできるだけ元気に過ごせるように，私たちができることがまだ沢山あると考えています．	終末期医療について話すための心の準備ができているか確かめています．
T婦人 (10秒間の沈黙) そうですね．私はまだ……．	
B医師 このような事を考えるのは辛いことだとよくわかります．思うに，この問題に取り組むにあたってまずは，あなたにとって大切なものが何なのかを話し合うのがいいのではないかと．(3秒間の沈黙) もしもあなたにとって何が大切なのかを理解することができれば……．	このトピックの困難さを認め，それを話し合うためのきっかけを提案しています．沈黙によって，話し合いを進めるかどうかを考えるための間を彼女に与えています．

181

第9章　終末期医療への移行

T婦人　何が大切って．あなたがそれを叶えられる訳ではないでしょう．でも．私にとって大切なことは，息子の成長を見守ることです．	
B医師　もう少し詳しく教えて下さい……．	このことについて，もう少し詳しく聞きたいと言葉に出して伝えています．患者さんは大きな全体像を描き始めています．
T婦人　私の子供がサッカーをするのを見ること．彼は最近になってそれをするようになったんです．それに，うちに帰って旦那にどのように言えばいいんです？　もう諦めると？	
B医師　（3秒間の沈黙）	さらなる沈黙によって，彼女が考えるだけの間を与えています．
T婦人　なんだか悔しいです．	
B医師　このような現状にきっと腹が立ってるんですね．	状況に関する解釈を提供しています．
T婦人　ええ．そうですね．それに，何から手をつければいいのかわからないんだと思います．	患者さんも自分の怒りの感情を認めています．

移行（transition）を話し合うためのロードマップ

B医師 このような時にどうしようもなく感じられることはよくあります．何から手をつけていけばいいかについて，いくつかアイディアがあります．どうですか？ まずはあなたの旦那さんに話すことから始めてみては．そうしてから，あなたのお子さんのことに取りかかりましょう．それに，あなたができるだけ元気でいられるように，私たちがお手伝いしますから．あなたが彼らに伝えられるように．	旦那と子供に関する彼女の懸念を解決できるような案を提示しています．
T婦人 賛成です．	
B医師 旦那さんに話すことが心配とおっしゃいましたね．	心配事項を再度確認しています．
T婦人 ええ．彼は諦めちゃダメだって言うと思うんです．彼は実際に副作用を味わったことがないですから．彼にはそれがどれだけ辛いものかわからないんだと思います．	
B医師 それは辛いですね．私たちが一緒に彼に話しましょうか？	案を提示しています．これはあくまでも提言の形で示されていることに注意して下さい．
T婦人 いいえ．自分でやります……．でも何て言えばいいでしょうか？	
B医師 もしもよければ少しアドバイスしましょうか？	少し違った案を提示しています，再度，提言の形で．

第9章　終末期医療への移行

T婦人　ええ．お願いします．	
B医師　人々が諦めるなと言う時，それは往々にして彼らの深い悲しみを表しているのです．物事が彼らの望むようにならないことに対する．その悲しみや心配が強すぎて，将来のことをきちんと考えられなくなってしまうんです．ですから彼に，ことがよい方向に向かっていなくて悲しく思う気持ちはよくわかる，と声をかけてあげるだけで違うと思いますよ．	アドバイスを「あなたの旦那さんは〜」という個人の形ではなくて，「人々は〜」という一般的な形で提示しています．と言うのも，B医師は旦那さんがどう思うかは本当のところはわからないからです．
T婦人　わかりました．	
B医師　私は患者さんに，よくこう言うようにしています．がん治療の中止を決めたのはあなたではなくて，あなたのがんなんだと．よくなることをあなたが望んでいないという訳ではないんです．あなたの未来に対する思いと願い，それに頑張りが失われた訳ではないんです．旦那さんにもそれがわかってもらえると思いますか？	
T婦人　ええ．やってみようと思います．	

移行の話し合いに対する患者さんの反応の違い

　私たちの経験では，患者さんは移行の話し合いに対して3

つの反応のいずれかを示します——①今が移行を考えるタイミングであるという医師の判断を受け入れる，②譲歩を引き出そうとする，もしくは③医師のそのような判断を却下する．

　移行を考える時期であるということを受け入れた患者さんは，終末期医療に関しての具体的な話をする心の準備ができていると言えるでしょう．私たちが患者さんの心の準備ができていると判断するのは，彼らが以下のように述べる時です．すなわち，わかったと述べる時，先の話を聞く心の準備ができていると言う時，もしくはこの先に何が起きると考えられるのか，またはこの先どうするべきなのかと尋ねてくる時です．このような患者さんは，詳しい計画を練ったり，詳細な話し合いをしたりする覚悟ができていると考えられるでしょう．

　一方，譲歩を引き出そうとする患者さんは，自分が移行の段階にさしかかっていると感じてはいるものの，もう少しはっきりとした証拠がほしいと思っているのです．このような患者さんは医師の判断を疑問視したり，他の人——他の医療者，家族，友人，もしくはスピリチュアルカウンセラー——に相談したいと言ったりする傾向があります．このような患者さんに対しては臨床的に鍵となるようなある指標を設定して，そのことに注意を向けさせるのがいいでしょう．このような指標としては，患者さんや家族が医師の判断とは独立して客観的に病気の進行を確認できるもの（例：CT画像における転移性病変のサイズ）を選ぶといいでしょう．そして，その指標を目印にして，期間限定の治療計画を提案するのです（例：もう1カ月間，化学療法を行いCTで評価する）．私たちの経験では，こ

第9章　終末期医療への移行

のようなやり方をとることによって，患者さんや家族の医師に対する懸念（「この医師は単に私を諦めようとしているんじゃないだろうか？」）を払拭することができ，患者さんや家族が現状を現実的に評価できるようになります．

　移行が起きているという医師の判断を否定する患者さんは，決めかねた態度，疑わしげな態度，もしくは話し合いに真剣に乗ってこない態度を示すでしょう．またこのような患者さんの中には話し合いから身を引いてしまう者もありますが，医師は話がわかってもらえたと誤解して，終末期の計画についての話に移ってしまうことがあります．このように否定をしてくる患者さんは，多くの場合，医師にそのことを直接言いません．彼らは対立，反論，不合意を望まないからです．しかし，彼らはそれに続く終末期の話し合いに乗ってこないでしょう．たとえば，彼らはホスピスの話に耳を貸すかもしれませんが，いざホスピスの看護師がくると書類にサインすることを拒否するのです．

　移行に関する医師の判断を否定する患者さんは多くの場合，移行について考えることがあまりにも悲しいとか，不安であるとか，または恐ろしいと感じているのです．これらの状態を「否認（denial）」と呼ぶ人がいますし，実際にそうなのかもしれません．しかし彼らが否認の状態にあるのは，その事実を受け入れることが心理的にあまりにも困難だからなのです．このような患者さんに対して医師はイライラしてきて，「事実を突きつけてやったほうがいい」とか「死が近いと言ってやったほうがいい」とか「はっきりしたことを言って目を覚まさせたほ

うがいい」というような衝動にかられるものです．しかし，このような状況における最も有益なコミュニケーションの技術は，感情データに注意を払い，そのことを尋ねることであると考えます．信頼できる医師と患者さんの間に安心できる空間が築かれれば，患者さんは自分の感情を見つめ，耐え，受け入れることができるでしょうし，逆に安心できる空間がなければそのような感情を直視することすら困難でしょう．医師がこのような状況でできることはもはや特定のセリフややり方ではないのかもしれません．私たちが尊敬する医師たちは，患者さんが示すささいなヒントをも見逃さない注意力，自己を客観視する卓越した能力，そして高い信頼性を駆使しています．また，医師たちは患者さんに「もう少しの時間」を与える必要性があると思う時もあるでしょう．確かに患者さんはもう少しの時間が必要な場合がありますが，ここで覚えておいてほしいのは，その必要な時間とは患者さんが自分の感情を見つめるための時間なのです——その時間を共有するのがあなたであれ，または必要なスキルを備えた別の人であれ．

この章のポイント

終末期治療への移行は人生における大きな転機です．それは重く，不吉で，困難なものです．患者さんや家族はあなたが述べたことを一語一句まで覚えていなくても，あなたの恭しい態度や，真摯な姿勢，共感的な対応をいつまでも覚えていることでしょう．

第9章　終末期医療への移行

> ● 効果的な学習のために ●
>
> ● 移行の話し合いに伴って生じた感情をふり返る
>
> 　移行に関する会話は，しばしば絶望や，手に負えないという感覚，失われたものに対する悲嘆などを伴います．これらの強力な感情は，医師にとっても見ているのが辛いものです．しかし，あなたがこのような感情の表出を受け止めるだけの懐の深さを示すことができれば，患者さんに強いメッセージとして響くことでしょう——この人とならば本当に大切なものが何なのかを話し合うことができ，強烈な感情とも向き合うことができるという．そしてそれ自体が実は，患者さんにとって癒しの効果があるのです．今までの移行に関する話し合いの経験の中で，特に強い感情を伴っていたものを思い返してみましょう．どのような感情がそこにはありましたか？（重要な会話の流れの中では，多くの感情が湧いては消えていくことと思います）．受け入れやすかった感情はなんですか？　逆にどの感情は，受け止めるのが難しかったですか？　その感情は，逃げたくなるようなものだったかもしれませんし，消してしまいたくなるものだったかもしれません．このような一緒にいるのが困難である感情を同定することによって，移行の話し合いに関するあなたの取り組むべき課題が見えてくると思います．また，あなたが受け止めることができた感情に関しても目を向けるようにしてみましょう．受け入れたことによって，その感情にどのような変化が起きたのか考えてみてください．

第 10 章

死について話し合う
―― DNR オーダーと別れの言葉について ――

死をどのように語るかによって大きな違いが生まれる

　　死ついて話し合うことは，最も困難なコミュニケーション・タスクの１つであると言えるでしょう．しかしそれはまた，逆説的ではありますが最も満足感を与えてくれるタスクにもなりえるのです．死について語ることを困難に感じる原因は非常に手強いものばかりです――患者さんが「まだ心の準備ができていない」とか，「否認の状態である」とか「現実的でない」とかです．一方で，深い満足を与えてくれる理由も，それらと同じくらい強力なものです．たとえば，医師たちは死ついて患者さんに話すことを「医者冥利に尽きる」とか，「人生を変えるような経験である」とか「感嘆に値する」と表現します．どのようにしてそのような印象の違いが生まれるのでしょうか？たしかに，患者さんによって，自らに迫っている死ついて話そうとする意志や力量は非常に異なります．また文化の違いも死ついての話し方に影響を与えるでしょう．しかし私たちの経験では，死に関する話し合いに対して最も影響を与えるものは，

第 10 章　死について話し合う

患者さんに起因するものではなく医師に起因するものなのです．ですから，この章にある枠組みに沿って話し合いを進めることによって，あなたは死に関する話し合いを慢性的に困難なものから，恒常的にやりがいのあるものへと変えることができるでしょう．

なぜ死ついて話し合うことはこんなにも難しいのか

　この章で扱っている 2 つのコミュニケーション・タスク〔DNR（蘇生措置拒否）オーダーについて話し合うことと別れの言葉を述べること〕はどちらも非常に困難なものですが，その困難さの理由はそれらの間で全く異なります．多くの医師は心肺蘇生に関する意向（いわゆる「心臓マッサージをするかどうか」や「DNR オーダー」と言われるもの）について話し合ったことがあるでしょうが，これから紹介する私たちの枠組みのような尋ね方をしたことがある人はほとんどいないでしょう．また，死が迫っている患者さんに「さようなら」を言うことについては，全く経験したことすらないはずです．もちろんこの章だけで死について話すべきことすべてを網羅することはできませんが，この 2 つの瞬間──心肺蘇生に関する意向を尋ねる時と「さようなら」を言う時──は患者さんと医師の関係における試金石となるものです．

死について語るためのきっかけとして
DNR オーダーを利用してはいけない

　　　　　患者さんの容態が悪化する，または看護師さんに DNR オーダーをとるように促されるなど，そのような話をしないといけない状況になるまで死について触れないでいるほうが，一見すると楽に思えるかもしれません．しかし，このようにぐずぐず先延ばしにしてしまうと，患者さんや家族はたった 1 回の話し合いだけで，急激な方向転換を迫られることになってしまいます．それは多くの患者さんにとって手に余るものなのです．患者さんは今までずっと担当医のことを，いつも応援してくれるチアリーダーのように慕ってきたのに，その運命の日に突然担当医の態度が「全くネガティブ」なものに豹変し，背を向けられたように感じてしまうでしょう．この本では移行についての話し合い（第 9 章）と心肺蘇生に関するそれを別々に論じていますが，それはそういう理由からなのです．すなわち多くの患者さんや家族は迫り来る死という現実を理解し，それに適応できるまである程度の時間を要するものなのです．単に医学的な現状を理解するだけではなく，自らの死にゆく定めをある程度受け入れられるまでは，患者さんや家族は心肺蘇生に関する判断を下すことができないのです．
　　　　　医師が陥りやすい落とし穴は，様々な医学的処置の選択肢を列挙してしまうことです．たとえば，「心臓マッサージをしてほしいですか？」，「昇圧剤は？」，「挿管は？」といった具合に．このようなやり方は，最期が近い場合には心肺蘇生につい

第10章　死について話し合う

て話し合うことが重要であると強調している倫理的指針による，副産物なのかもしれません．多くの医師はこのようなやり方を「DNRを取りに行く」というように捉えています．しかもそこでは患者さんの選択の自由が，絶対のもののように扱われます．しかし，死が近づいている患者さんは多くの場合，ひどく傷つきやすく，自分は医学技術によって生かされているという感覚を強くもっており，担当医に見捨てられはしないかと，ひどく怯えているものです．ですから私たちはこう主張するのです．DNRオーダーに関する話し合いでは，あなたが患者さんを導き「大きな全体像」を描き出すようにするべきであると．「大きな全体像」とは「時間が限られている中で，何を大切にしたいのか」に関することであり，その価値観に基づいて何をなすべき（そして何をなすべきではない）という提案をするのです．こうして患者さんのためにあなたができることを先に述べてから，CPR（心肺蘇生法）に関する提案をするようにするのです．

◆落とし穴◆
心肺蘇生に関する様々な項目について列挙して尋ねてしまう．

解決策
患者さんから大きな全体像を引き出し，それに基づいて治療計画を立て，その後にCPRに関する提案をする．

「死を否定する文化」に対抗する

　死にゆく患者さんにCPRを施すことは，医師をして，患者さんに危害を加えているような気持ちにさせるものです．というのもそれは，私たちがもっている「よい死」の概念に反するからです．しかし私たち医療者と違って，多くの患者さんや家族は死に関する直接的な経験をほとんど持っていません．彼らが知っているのはテレビの中でのCPRであり（そこでは3回中2回の確率で患者さんが蘇生し，もう一エピソード以上生きながらえるのです），新たな医療技術によって奇跡を起こすことを約束する病院機関による広告であり，Lance Armstrongががんを克服しTour de Franceのレースで7回優勝した話なのです．そう，あなたの患者さんはKathleen Foley（訳者注：スローン・ケタリングがんセンターにおいて全米初の疼痛ケア科を創設した女性医師）が「死を否定する文化」と呼ぶところの世界に生きているのです．そうですから，あなたがよい死のために心肺蘇生はしないようにしましょうと説けば，それは患者さんや家族にとって，異端児の主張のように聞こえてしまうのです．

　死について語りすぎたがために患者さんが離れてしまった医師たちに対して，私たちは大いに同情します．というのも，私たちも同じ道を通ってきたからです．医師側の問題は，臨床経験があるために，しばしば患者さんや家族よりも何歩も先を行ってしまうことです．死について話し合うためには患者さんや家族に，現在の治療が効いていないということを理解し受け

第 10 章　死について話し合う

入れてもらう必要があります．Elisabeth Kubler-Ross（訳者注：『Death and Dying（死ぬ瞬間）』の著者で女性医師）は死を受け入れていく際の「五段階」——否認，怒り，取引，抑うつ，受容を唱えました．実際には必ずしもこの順序通りにステージが進む訳ではないかもしれません．しかし少なくともこの主張から学べることは，死を受け入れるためにはいくつかの段階を踏む必要があるということです．そしてそのようにして，患者さんや家族が死の可能性を受け入れてからでなければ，CPR などの「命を救う」処置をしないでほしいと希望することは通常ありえないのです．

　卓越したコミュニケーション能力の持ち主は，一つの（もしくは一連の）話し合いの中で，患者さんや家族を導き，彼らが情報を吸収し，未来に関するビジョンを描き出せるようにしていきます．彼らに医学的な現状を深く理解してもらうためには，彼らが知性的にも，そして感情的にも耐えうるペースを守ることが大切です．

　あなた自身の価値観は脇に置いておいて，患者さんと家族が，医学的な現状を踏まえた上で，彼らにとってベストなものは何なのかを見い出せるように手助けしていくことが重要です．それはつまり，あなた自身のためには選ばないような選択肢であっても，彼らに選ばせてあげるということを意味します．たとえば輸液や経静脈栄養が進行がんにおいては延命効果がないということを知っているあなたは，食道がんによって飲み込みができない男性にそのような治療を施すことはナンセンスだと考えるでしょう．しかし，その患者さん夫婦との会話の

中で，彼の妻が輸液のことを「治療のためのディナー」であると捉え，輸液自体に「チキン・フロレンティーヌ（訳者注：チキンとほうれん草のオーブン焼き）」やその他，彼の好物の名前をつけながら彼に輸液を与えているという話を始めたとしましょう．その話をする彼女は，事情がわかっていながらも努めて笑顔を浮かべるようにしています．その様子から彼らの家での生活ぶりがさらに具体的に描き出され，またその話をする妻を愛おしく見つめる患者さんの姿を目撃したとしたらどうでしょうか．このように治療が持つ彼らにとっての意味を理解することによって，あなたは彼らの生活の質を向上させるための選択肢を選ぶ手伝いが，よりよくできるようになるのです．

死の影の中で

　私たちのワークショップにおいて，多くの医師たちが見い出す強烈な知見があります．それは，死についての話をためらってしまう理由が，それによって引き起こされる強烈な感情——患者さん，家族，自分自身の感情すべて——への対応の仕方がわからないことにあるということです．そのため患者さんに死が迫っていると告げることをためらってしまい，その「死から目を逸らすべきだ」というためらいの姿勢が実は，意図しないうちに患者さんや家族の模範になってしまうのです．この問題に対処するために医師が養うべきものは，単なるコミュニケーション能力の範疇を超えています．すなわち，医師が涵養すべきものは，自分，そして患者さんの強烈な感情に耐えうるだけ

第10章　死について話し合う

の能力なのです（ほとんどすべての医学トレーニングはそのことを扱っていませんが，それでもあなたはそれを学ぶことができるのです）．ただこの問題における手強い点は，自分が感情を避けているということに気づかないことです．自らに染みついたその避ける姿勢はあまりにも素早く起こるため，そのことに気づきもしないのです．そしてその代わりに医師たちが気づくのは，患者さんや家族とのやりとりで繰り返し行き詰まっている自分の姿なのです．次の章ではこの，個人の感情に関する知恵ともいうべき能力を涵養するための方法について，もう少し詳しく述べることにします．そのためここでは，こう言うに留めておきましょう．すなわち，感情に対する器量を養うためには長い時間が必要であるということです．したがって，とりあえずの所としては感情に対処するのを助けてくれるような他の人——看護師，ソーシャルワーカー，緩和ケアコンサルト——を見つけるのがいいでしょう．

◆落とし穴◆
死についての話に伴う感情が手に余ると思い，死を話題に出すのをためらってしまう．

解決策
話し合いに参加してくれる同僚を見つけ，感情に対処する自分の能力を向上させるように努める．

心肺蘇生に関する意向について話し合うための
ロードマップ（DNRについて話し合う）

　この話のロードマップの基本的な考えは，患者さんの価値観やゴールを理解し，その上でCPRを含む治療計画を提案するということにあります．このやり方は一見すると回りくどく感じるかもしれません．しかしこのやり方は，中立的な立場からすべての可能な選択肢を列挙するというものではなく，あなたの提案を患者さんの価値観とすり合わせていくものであるということなのです．

[Road Map 10-A1] なぜDNRオーダーについて話し合う必要があるのかを考える

　この問いに対するあなた自身の答えをしっかり考えましょう．一般的にDNRに関する会話は2種類あります．1つは，日々の診療における確認作業の一部であり，系統的レビューの一つとして捉えられるものです（「あなたはリビングウィル（生前意志）やそのような類のものをお持ちですか？」）．これは，はい・いいえで答えることができる質問であり，私たちがここで扱っている会話ではありません．この枠組みが想定しているのはもう一方の，この先のケアについて医学的な判断を下すことを目的とした会話なのです．ここで，このDNRに関する会話は，移行のための会話——それは通常DNRのそれよりも先に起きるものですが——の代わりではないということに注意してください．また，この会話によってあなたへの信頼が大きく左右されるということも理解しておきましょう．どうして今

第 10 章　死について話し合う

　　　　　DNR について話し合う必要があるのか．その最悪のシナリオ
　　　　についてわざわざ時間を割いて話し合う理由が何なのか．それ
　　　　らについて自分なりの答えを明確にもっておきましょう．そう
　　　　でなければ患者さんはあなたが何か，自分の知らないよくない
　　　　ことを話そうとしているのではないかと疑ってしまうでしょう
　　　　（実際はそうではなくて，あなたは最悪のシナリオに備えよう
　　　　としているだけなのですが）．

 ## 患者さんの病気に関する理解と治療に対して求めているものを引き出す

　　　　　ここで最も有益な問いは，患者さんの価値観を引き出すよう
　　　　なものです．「何か気を揉んでいることがありますか？」，「も
　　　　しも残された時間が限られているとわかったとしたら，何を一
　　　　番大切にしたいですか？」．

医学的な現状に関する「大きな全体像」について話し合う

　　　　　ここでいう「大きな全体像」とは，現状に関する大きな視点
　　　　のことです．医療者は多くの場合，個別の検査結果に目が奪わ
　　　　れてしまい，それが患者さんや家族にとってどのような意味を
　　　　持つのかという点にまで考えが及ばないものです．また，もし
　　　　も患者さんや家族の現状に関する理解が正しくなければ，事態
　　　　が重大であるということを説明する必要があるでしょう．

 ## 治療計画の一部として，DNR に関する提案を行う

　　　　　医学的な優先事項，およびそれらを満たしてくれるような治

心肺蘇生に関する意向について話し合うためのロードマップ

療計画について話し合いましょう．ここではまず，あなたが行うことを先に述べるようにします．そして DNR に関する提案は治療計画の最後の方で話すことにしましょう．あなたの提案を，ここまでの会話で描き出された患者さんの価値観やビジョンに，明確な形で関連づけることが大切です．そしてあなたの提案に対する患者さんの意見をたずねましょう．なお，各医学的な処置に対して，いちいち許可を得る必要はありません．もしもあなたが特定の処置についてどうしても話し合う必要がある場合は（ニューヨーク州法の要件である等），あなたの提案がその必要書類の項目を網羅しているということを説明すればいいでしょう．

 感情に対応する

　　患者さんや家族はこの話し合いのことを，彼らの闘病生活におけるマイルストーンとして認識するでしょうし，実際にそれは正しい見方です．恐れや嘆き，悲しみといった感情に対応するための心の準備をしておきましょう．また死に関する懸念が出てきて，それに関して話し合う必要が出てくるかもしれないということも予期しておきましょう

 会話を記録に残し，オーダーを入力するということを患者さんに告げる

　　このオーダーはいつでも変更できるということを説明するようにしましょう．また医療ケアは今後も継続されるということを告げましょう．というのも，患者さんや家族は自分たちが見

第 10 章　死について話し合う

捨てられるのではないかと心配するでしょうから．またホスピスについて話し合うなら，あなたがどのようにホスピスと連携を取っていくのかについてもきちんと説明するとよいでしょう．

話し合いの例

ここで紹介するのは，進行がんで化学療法を受けてきて，最近肺炎によって入院した患者さんと医師との間の会話の一部です．以下は会話の中盤から始まります．

◎ Case 1　全体像に着目しながら CPR について話し合ったケース

起こったこと	そこから学べること
A 医師　肺炎がよくなっているようで，嬉しく思っています．少し話題を変えて，数分間，治療計画全体に関する話をしてもいいですか？ いくつか提案したいことがありまして，それに関するあなたの意見を聞かせてもらいたいのです．	話題を変えることを示すセリフを述べています．そして提案することを，患者さんの意見を聞きたいという形で言い換えています．
C 婦人　ええ．もちろんです．	
A 医師　私はあなたの肺炎が峠をもう越えていて，あとはよくなっていくだけだと願っています．それがベストなシナリオです．そしてそれが現実になるように，あらゆる手を尽くすつもりです．	病状に関する全体像を与えています．

話し合いの例

C婦人 ありがとうございます．私もそう願っています．	
A医師 私はしかし，事が私たちの願っている方向に向かわなかった場合に備えておきたいとも思っているんです．もちろん，このようなことを話し合うのは簡単なことではないとわかっていますが．	死について話し合うための理由を，医師側を巻き込む形で（「私が備えておきたい」）与えています．そしてその話題の困難さも認めています．「最善を望み，最悪に備えよ (Hope for the best, prepare for the worst)」の考え方がこの文脈で示されていることに注目して下さい．
C婦人 もちろん私も備えておきたいですが……．	
A医師 備えておきたいとおっしゃいましたが，どんなことに関してですか？	患者さんの懸念を聞き出しています．
C婦人 そうですね．主人がこの病気のことを受け入れられるようになってほしいと思っているんです．彼はなかなか受け入れられないんです．	
A医師 それは大事なことですね．他にはありますか？	
C婦人 ええ．あと娘と息子にも話したいと思っているんですが，何と言ったらいいのかわからなくて．	

第10章　死について話し合う

A医師 それも非常に重要なことですね．これまで，死ぬことに関してどれくらい考えてきましたか？	前に死のことをほのめかしておいたからこそ，死についてはっきりと聞くことができています．
C婦人 少しだけ．もちろん，私たちは皆，いつか死ぬものだとわかっているんですが．	
A医師 たしかにその通りですね．あなたの思い描いている死はどのようなものですか？	患者さんの思いをたずねています．
C婦人 それは静かで心休まるものであってほしいと思っています．そして自宅で亡くなりたいとも．	
A医師 そのようなことを教えてもらって非常によかったです．というのもこれで，あなたにより最適な治療を提供できますから．あなたのおっしゃってくれたことに基づいて，少し提案をしてもいいですか？	患者さんと死について話し合う意義を別の言葉で言い換えています．そして提案してもよいかを尋ねています．
C婦人 お願いします．	
A医師 私たちはベストなシナリオについてまず話しましたよね．今起きているような．しかし私は最悪のシナリオについても話しておきたいんです．もしもこの肺炎が悪化すれば，あなたを集中治療室に移動させる必要が出てくるかもしれませんし，さらには人工呼吸器に繋がないといけなくなるかもしれません．しかしそうすることは，集中治療室で亡くなるかもしれないというこ	

202

話し合いの例

とを意味するのです．もちろん，そこは静かで心休まる場所とはいえない場所です．もしもあなたが自宅においてできるだけ静かな最期を迎えたいのなら，容態が悪化した場合にはホスピスサービスと共に自宅へ退院するように試みるのがよいと思うんです．そうすることによって，残された時間を自宅で過ごす事ができますから．
その考えは納得がいきますか？

C婦人 ええ．納得いきます．

A医師 また最期の瞬間においては，安らぎに専念し，心肺蘇生は行わないほうがいいでしょう．というのも，心肺蘇生は自宅での心安らかな死を迎えるにあたって役立つとは思えませんから．そのことについて，どのように思われますか？

C婦人 そうなんですね．心肺蘇生によって息を吹き返すことができると思っていたんですが．

A医師 そうですね．
テレビの世界ではそうかもしれません．しかし現実の世界では，がんが原因の場合には，心肺蘇生ではそれを治すことができないんです．

C婦人 おっしゃりたいことはわかります．

第 10 章　死について話し合う

　　　　上記の引用は会話全体のほんの一部であり，その後も医師と患者さんによる会話は続いていきますし，時には同じ話題を繰り返し話し合うこともあるかもしれません．このような会話において大事なことは，大きな全体像をつねに念頭に起き，「最善を望み，最悪に備えよ（hope for the best, prepare for the worst）」の考え方を使っていくことなのです．

二度と再会しないと思われる患者さんに「さようなら」を言う

　　　　あなたが入院中に担当し，ホスピスに退院していった一番最近の患者さんを思い出してみてください．あなたは別れの言葉，もしくはこれがあなたが彼を見る最後になるだろうということをその患者さんに告げましたか？ 多くの医師は，このような別れの言葉を避けるものです．しかし最後に何も言わないと，患者さんや家族はあなたに見捨てられたように感じてしまうかもしれません．
　　　　医師が別れの言葉を避ける理由には様々なものがあります．別れの言葉を述べることによる，患者さんや家族への影響が心配であるという人がいるでしょう．患者さんを二度と見ないであろうと告げることは，その患者さんの死が間近であるということを明言しているようなもので，彼らを大変悲しませてしまうだろうと．また患者さんは見捨てられたとか，諦められたと感じるかもしれないと心配する人もいるでしょう．
　　　　また，予後予測の不確実さも問題になります．私たちは，そ

二度と再会しないと思われる患者さんに「さようなら」を言う

の患者さんがまた来週再入院してこないとは言い切れないのです．そしてもしもそうなったら，再会した時に気まずくなってしまいますから．

　また，感情的な理由もあります．さよならを言うことは辛いですし，医師は自分自身が感情的になってしまうことを恐れるのです．というのも，私たちは自分自身の感情を見せることはプロとして適切ではないと考えるからです．最後にそれは，死をどのように扱うのかという文化的な背景と，そこにおける医学がもたらす影響を含んでいると考えられます．医学は完治に重きを置きますし，私たち医師も患者さんも，医学が完治に届かないことは珍しいことではない，ということを思い出させられるのを嫌うものなのです．このような多くの理由から，私たちはささいな会話の根底に流れる悲しさや喪失感をきちんと声に出すことなく，患者さんを退院させてしまうのです．

　しかし，このように関係の終わりから目をそらすことによって，医師は重要な機会を逃してしまっているのです．というのも，別れの言葉は実は，様々なポジティブな効果をもたらす可能性があるからです．別れの言葉を伝えることによって，私たちは患者さんとともに，関係の終わりを認識することができますし，それと同時に，その関係がもつ重要性を再認識することができるのです．患者さんは，大切にされ，気遣ってもらえたと感じるでしょう——見捨てられたと感じるのではなくて．また，別れの言葉を述べることによって，患者さんに感謝の言葉を述べる機会を得る事ができますし，関係のそれまでの経過を思い返す機会を得る事ができるのです．医師，特に研修中の医

師は，別れの言葉を述べることによって，どれだけ多くのことをその患者さんから学ばせてもらったか，そしてそれが自分の未来の患者さんにとってどれだけ役立つものであるかを述べることができるでしょう．

「さようなら」を伝えるためのロードマップ

あなたはどうやって別れの言葉を述べればよいのだろうかと悩むかもしれません．そこで以下のステップが役に立つでしょう．

10-B1 適切な時間と場所を選ぶ

ある程度のプライバシーが守られた空間を確保することによって，患者さんとの距離感を縮めることができるでしょう．また別れの言葉を述べるタイミングとしては，その患者さんとの面会の最後が自然と言えるでしょう．しかし，その患者さんとの関係が長きに渡り，深いものである場合には，それ相応な豊かで意義深い別れにすることができるように，十分な時間を前もって確保しておきましょう．

10-B2 フォローアップはこれが最後になると告げる

このように告げることは，次の予約を取らないということであり，それによって別れのための会話のきっかけが与えられるでしょう．

「さようなら」を伝えるためのロードマップ

Road Map 10-B3 患者さんの反応を待ち、その反応によって患者さんの心理状態を探る

予約を取らないことに対して「よろしいですか？」とか「どう思われますか？」と聞くことによって，患者さんが会話をリードできるようにし，彼らの考えをまとめるための機会を与えるとよいでしょう．またそのように聞くことによって，患者さんがそのトピックを話したいのか否かについても推測することができます．

Road Map 10-B4 別れの言葉を，感謝の言葉として表現する

その患者さんに対する心の底からの感謝——あなたが患者さんのことを単なる病気の集合として扱っていたのではないということを知らせる言葉——を述べることにより，別れの機会をより素晴らしいものにできるでしょう．たとえばこのように言ってもよいでしょう．「あなたと過ごした時間は，私にとって大変大切なものです．あなたの柔軟性（もしくは協力性，前向きな姿勢，勇気，誠実さ，率直さ，協調性）とユーモア（もしくは知見，思慮深さ，家族への愛情）に大変感銘を受けました」．また適当な場合には，関係が終わってしまうことの寂しさについて言及してもいいでしょう．「もうあなたをクリニックで見ることがなくなり，お孫さんや旦那さんの話が聞けなくなることを寂しく思います」．

第 10 章　死について話し合う

10-B5 患者さんに返答するための時間を与える

　そして患者さんの感情に対して，共感をもって対応しましょう．たとえよく病気に順応しており快活である患者さんであっても（そして医師でさえも），関係の終わりと死を認めることによって不安な気持ちになるものですし，それを否定するべきではないでしょう．「このようなことを言うのは少し変に聞こえるかもしれませんが，私はあなたに知っておいてほしかったのです．私がどう感じているのかを．そのことを伝えずに済ましてしまうのはよくないと思ったので」．

　私たちの経験では，多くの場合患者さんは，このような場面において，医師が今まで割いてくれた時間，努力，そして配慮にどれだけ感謝しているのかを伝えようとするものです．このような感謝の言葉を聞くことは，これ以上提供できる治療がないことに対して罪悪感を抱いている医師にとっては，心が痛むものかもしれません．しかし患者さんが感謝を述べた際には，謙遜することなく，素直に受け取ることが大切です．「そんなことないですよ．全部看護師さんのおかげです」などと言わないで，「ありがとうございます」と言いましょう．患者さんはあなたに贈りものを与えているのですから，あなたはそれを受け取り，それに対して感謝することが大切です．そうしないと，患者さんは受け入れてもらえなかったと感じてしまいますから．

患者さんのケアにおける今後の自分の関与について明言する

　　患者さんを見捨てるのではないということを確認するために，このように言ってもいいでしょう．「もちろん今後も，あなたはいつでも私に会うことができますし，電話もいつでも歓迎です．ホスピスの看護師さんも，あなたのことに関して常に私に情報を伝えてくれます．必要な時にはいつでもお手伝いしますよ．そしてあなたのことを忘れることはありません」．

その患者さんとの関わりを見返す

　　多くの医師は研修医時代のトレーニングを通じて以下のような考え方を身につけてしまうものです．死についてあまり語らないようにし，常に黙ってたじろがないこと．そして死への言及を避けることは，自分の保身のためにもなるという考え方を．医師は反射的で無意識的な多くの行動パターンをもっていますが，時にプロとしての成長を阻害してしまうものも含まれています．死への言及を避けようとする自分の行動パターンを意識的に認識することが重要です．自分にこのように問うてもいいでしょう．「この患者さんとの関わりから自分は何を学ぶことができるだろうか？」そのように振り返ってみることで自分の仕事に新たな意義が見出され，プロとしての姿勢が形成されていくでしょう．

第 10 章　死について話し合う

会話の例

今回もまた，会話の途中からです．

◎ Case 2　別れの言葉を感謝の言葉として伝えることができたケース

起こったこと	そこから学べること
A 医師　これで，今日やるべきことはすべてやったように思います．ホスピスの人に，明日あなたに電話するように伝えておきます．もしも電話がなければ教えてください．	別れの言葉を述べ始める前に，医学的な用事をすべて済ませています．
G 氏　わかりました．	
A 医師　もう一つやっておきたいことがあるのですが．	
G 氏　何ですか？	
A 医師　あなたの経過を確かめるために，2・3 週間後に再診の予約を入れておきたいのです．しかしまた来るのが大変でしたら，その際はただ電話してくだされば結構です．そして，もしも次回お目にかかれない場合に備えて，こう伝えさせて下さい．あなたのことを担当できたことを幸せに思っています．あなたの前向きな姿勢には大変関心させられました．どうもありがとうございました．	次に会えるか確かではないということを認めていますが，完全には否定していません．そして別れの言葉を感謝の言葉として言い換えています．

G氏 ええ……．こちらこそ，どうもありがとうございました．先生なしではここまで生きられなかったと思います．それに，先生には大変よくしてもらったと思っています．	患者さんが，お返しに感謝の言葉を述べるための間を与えています．
A医師 どういたしまして．そのように言ってもらえて嬉しいです． なお，これは覚えておいてください．必要であれば，私はまたいつでもあなたのお手伝いをさせてもらうということを．電話してくれればいいだけですから．	患者さんの感謝の言葉に対して返答しています．患者さんのケアに今後も関わっていく用意があることを述べています．
G氏 ええ．それは非常にありがたいです．	
A医師 それでは，お大事に．	

　別れの言葉を述べる機会は，死が迫っているすべての患者さんにおいて得られる訳ではないでしょう．医師は患者さんとの間に，病状の深刻さについての共通の認識を構築する必要がありますし，悲しみ，喪失，悲嘆といった感情をある程度の自信をもって対処できる能力が必要です．また，関係性の終わりを認め，別れを告げることが最も適切であると思われる患者さんは，担当医との感情的な繋がりをありがたく思うような類の人です．別れのための会話は必ずしもスムーズに行かないかもしれませんし，予想と異なる展開をみせるかもしれません．しかしそれでも，そのような会話は大変深い意義があるものです．

第 10 章　死について話し合う

　なお，お悔やみの手紙を書くことや，葬儀に参列することをすすめる人がいますし，私たちもそのようにすることは家族と医師にとって意義深いものになると思います．しかし，これらのことは私たちがこの本において取り扱っているコミュニケーションの技術とは異なった類のものであるということを申し添えておきます．

> **この章の**
> **ポイント**
>
> 　心肺蘇生の意向に関する話し合いを進める技術は，命に関わるような疾患を扱う医師にとっては必須のものです．一方，あなたが強い繋がりを感じるような患者さんに別れの言葉を述べることは上級者向けの技術といえるでしょう．しかしそれは，あなたの仕事に驚くほど大きなやりがいを与えてくれるものなのです．

別れの言葉の力 ── たとえ患者さんに死が迫っていない時でさえ

　昨年，私は緩和ケア医としての仕事に専念するために，自分のHIVクリニックの枠を閉めることを決断しました．そして私は，12年間診てきたHIVの女性患者に別れの言葉を述べていました．初めて彼女を診た時には，彼女は薬物中毒で，体重も95ポンド（43kg）しかありませんでした．そのような彼女への別れの言葉として，私は彼女から，諦めないで人生を変えていくことの素晴らしさについて多くを学ばせてもらったと述べました．
　するとその返答として彼女は，私のケアが彼女にとってどれだけ大きな意味を持っていたのかを述べてくれたのです．驚いたことに彼女は，何か困難

なことがあるといつも私のことを思い出し，私が何と言うだろうかと考え，それを頼りにしていたというのです．私がいないところでも，私のケアが役に立っていたということをその時初めて知りました．彼女の更生においてそこまで大きな役割を果たしていたとは夢にも思いませんでした．

　それから私は困難な会話に出会うと，彼女のその言葉を思い出し，彼女から勇気をもらっています．

● 学習を最大限のものにするために ●

① 心肺蘇生に関する会話について

　私たちのやり方を見たことない医師にとって，それはパラダイムシフトのように感じられるでしょう．そのため，今までこのようなやり方の経験がなければ，誰か他の人がこの枠組みを使って会話をすすめるのを観察するといいでしょう．その際には，ノートを取るようにしてください．ノートのページに二つの列を書いて，左には「述べられたこと」を，右には「気づいたこと」（表情，視線，自分が患者さんの感情をどのように感じたのか，また自分の感情をどのように感じたのか）を書くようにしてください．そしてそれらの観察から，あなたが自分で試してみたいと思う技術を一つ選んでみましょう．

② 別れに関する会話について

　このような会話で大事なことは，その会話をいつもつべきかを考え，前準備をしておくことです．あなたの外来の予定や回診のスケジュールを，そのことを念頭におきながら見渡してみましょう．別れの言葉ではなく，単純に感謝の言葉を述べるための機会を見つけるだけでもいいでしょう．

第 10 章　死について話し合う

> そうすることによって，患者さんや家族に感謝するというその行為自体が，非常に強力なものであるということを身をもって感じることができるでしょうから．

第 11 章

あなたの技術をさらなる高みへ
―― ロードマップの向こう側 ――

　この本ではコミュニケーション能力を改善するための方法として，重要な場面において使えるような話の枠組み（ロードマップ）を紹介してきました．またコミュニケーションのプロセスそのものに重点を置き，患者さんと医師がお互いのことを最もよく理解できるように，双方向性のやり取りを重要視してきました．この章まではるばる読み進めてきたからには，あなたはきっとコミュニケーション能力を向上させたいと強く願っているに違いありません．この章ではそんなあなたに，コミュニケーション能力をさらに上達させるためのいくつかの秘訣をお教えしたいと思います．

自分のストーリーを描いてみる
―― 仕事に意義を与えているもの

　重病患者を扱うような医師の仕事は困難なものです．そして，そのようなキャリアを選んだあなたにはきっと，その困難さを正当化するだけの理由があるはずです．そのような理由は

第11章　あなたの技術をさらなる高みへ

　通常，物語としての形をとります．あなたを変えたきっかけの話，あることに対してやりがいを見い出した話，こんな風に世の中に貢献したいと思った話など．そして日々，あなたはその物語に新しいページを加えていっているのです．そのような物語の中にこそ，自分がどのように成長していきたいのかを見出すことができるはずです．

　私（バック医師）は先週，転移性大腸がんを患った47歳の女性患者を診ました．彼女の年齢は，私の母親が骨髄異形成症候群で亡くなった時の年齢と一緒なのです．彼女は自分の子供の話をよくしますし，その彼女を見る度に私は思い出させられるのです．自分のこの仕事は，亡くなった母の形見のような意味合いがあるのだと．その患者さんを診ている時にはいつも，患者さんの話を聞く練習をもっとしなくてはと思い出させられます．というのもいつも自分の母親のことを考えてしまい，彼女の話にあまり集中せずに，「ねぇ，僕はもう大丈夫だから．そんなに心配しないで」と心の中で話しかけてる自分に気づくからです．もちろん，その患者さんに母親の話は伝えていないのですが．このように私は，自分のストーリーを思い出すことで，自分がここにいる理由を再認識しています．

　コミュニケーションは，それが深い動機に基づいている場合に初めて，本当の深みに到達することができます．Rachel Remen（訳者注：カリフォルニア大学サンフランシスコ校医学部教授で"Kitchen Table Wisdom"の著者）は，仕事の動機が自分のもつストーリーに基づいている医師は，心から驚いたり感動したりすることができるといいます．そしてその自分

の感情こそが，患者さんのことをもっと知りたいと思う原動力にもなるのです．逆にそのような深い動機が欠けていると，いくらコミュニケーションの技術を磨いてもその欠陥を補うことはできません．本当に共感していないにも関わらず共感のテクニックを駆使しようと試みても，本当に困難な状況では，それが形式的なものだと伝わってしまうものだからです．

停滞したり，調子が乗らなかったりする日もある

　この本の第1章では，あなたを成功へ導くようないくつかの学習のコツを紹介しました（次頁のボックス参照）．もしもあなたがこれまで各章の最後にある「学習を最大限のものにするために」に提案されていることの一つでも行ったことがあるなら，一度に一つの技術だけを学ぶことの重要性，練習することの価値，そしてフィードバックを受けることの大切さを身にしみてわかっているでしょう．しかし，今まで言及してこなかったもう一つの大切なポイントがあります．それは，進歩は連続的には感じられないということです．

　私たちは医学教育によって，学習とは知識が持続的に向上していくプロセスであると知らない間に刷り込まれてしまっています．この本の第2章で，コミュニケーションとはスキーの技術を学んでいく過程に似ていると述べたのを思い出してみてください．たとえ新しく学んだ技術がよいものだとしても，それはしばらくの間，不自然に感じられるものです．実際，あなたがその新しいスキルを使おうとすればするほど，自分のコ

第 11 章　あなたの技術をさらなる高みへ

ミュニケーションが不自然に感じられるでしょう．古い癖を取り除いていくためには，余分な意識と労力を必要とするものです．コミュニケーション技術における進歩とは直線的なものではなく，時には後退もあり，横道にそれることもあり，またはでこぼこ道に出会うこともあるものなのです．しかしそれでもあなたのスキルが向上するにしたがって，患者さんはあなたの進歩に気づき褒めてくれるようになるでしょう．

あなたを成功へ導く学習のコツ

- 自分を録音する
- 練習する技術は一度に一つだけにする
- フィードバックをもらう
- 自分一人で反省する時間をもつ
- 自分に寛容になる
- うまくできていたと誰かに言ってもらえたら，それを大事にする

調子が出ない日には，自分自身に優しくなりましょう．ストレスを感じている時や疲れている時には新しい技術を練習することを忘れてしまい，古いスタイルに戻ってしまうこともあるでしょう．全く問題ありません．それが普通なんですから．自己批判や，破滅的な考え（私にはこんなの絶対に無理だ！），自分を憐れむような考えはもたないようにしましょう．そして，ただ練習にもどるようにするのです．やる気さえあれば，必ず上達します．あえて意識しなくても，その新しい技術を自

然に使えるようになる日がくるでしょう．より自信がでてきて，機転が利くようになり，そして，その技術があなたの一部になるのです．その頃にはきっと，他の人はあなたが生まれつきそのような技術に恵まれていたのだと考えることでしょう．

　しかしどんなに技術が向上しても，「魔物のような」患者さんに出くわすことがあります．私たちは皆，頭が痛くなるような患者さんを経験をしてきました．たとえば著者のうちの1人は，ある患者さんにどのようにアプローチすればいいのだろうかと相談されたのですが，その患者さんは頑なに，治療の一環として彼の身体を宇宙まで送ってほしいとお願いしているのでした．もちろん，この症例に対しては適当な答えを見つけることはできませんでした．そうです．深呼吸をして，こう思い出すようにしましょう．誰も完璧な人はいないのだと．

自分がどこでつまずき，何を避けようとしているのかを気づくようにする

　魔物のような患者さんが時に，あなたのことを宇宙空間へ連れて行ってしまうかもしれませんが，それでもそのような困難な患者さんをたくさん経験すると，自分がつまずきやすい箇所がわかってくるはずです．多くの医師がそうであるように，私たちも自分の失敗をくよくよ考えるのは好きではありません．臨床トレーニングは多くの場合，間違いをおかすことを恥として扱います．もしも誤った薬剤を処方したことを指摘された際には，あなたは誤りを指摘されただけではなく，辱められたと

第 11 章　あなたの技術をさらなる高みへ

　感じるでしょう．医師は一般的に，恥を 2 つのやり方のいずれかで処理します．①他人（もしくは他の事物）のせいにする，もしくは②問題を無視するという．しかしこのいずれのやり方でも，きちんと問題を解決することは難しいでしょう．ですから，あなたには失敗を，自分のある部分を改善するためのチャンスであると捉えてほしいのです．そのようにするためのコツは，自分がつまずきやすい場面に共通する問題点を見つけ出し，それをどのようなやり方で解決すればよいのかを考えることです．

　医師をトレーニングしていてよく目にする落とし穴は，本人は何を言うべきかを知っているのに，それを実際に言葉に出して言うことができないというものです．私たちの 1 人が緩和ケアコンサルトとして 65 歳男性の症例への介入を依頼された時のことです．彼は ICU に入院していて，多臓器不全によって瀕死の状態でした．家族ミーティングの前に医療者側で事前の打ち合わせを行ったのですが，そこで ICU の指導医はこう述べました．この患者さんには「死が迫ってる」のだから，話し合いで「やるべきこと」は症状緩和中心の方針に持っていくことであると．しかし実際の家族との話し合いでは，その指導医は患者さんの娘と孫たちに，彼は「非常に具合が悪く」，彼の ICU での経過は「よい方向に行かないかもしれない」ため，ICU チームは「非常に心配している」と述べるにとどまり，彼が死にかけているとは言わなかったのです．結果として家族はチームに「やれることは何でもやってください」とお願いしたのでした．話し合いの後に私たちはその指導医とともに話し合

いを振り返りました．彼は控えめな声でこう述べました．「私はただ非常に悲しい気持ちになってしまったのです．というのも，患者さんによくなってほしいという家族の思いが，痛いほど伝わってきたので」．このような医師の悲しい気持ち──この例においても困難な事実を口に出すことを阻止してしまったのですが──はよく目にするものですし，実際に私たちも経験してきたものなのです．そしてそれが最も医師が陥りやすい落とし穴なのです．ウェブサイトの閲覧中にいきなり出てくる広告のように，私たちの感情が本来のメッセージを伝えることを邪魔してしまうのです．

感情インテリジェンスを磨いていく

このような落とし穴を避けるためには，感情インテリジェンス（emotional intelligence）と社会インテリジェンス（social intelligence）に磨きをかけていくことが重要です．感情インテリジェンスによって，私たちは自分の感情反応にリアルタイムで気付くことができ，それをコントロールすることができるようになります．逆にそれがなければ，自分の感情が言葉に出てしまいます．たとえば，他の医師に「何度も言っているように」と言われた時に，あなたが感じるムッとした感情に気付くようにすることです．他方，社会インテリジェンスは私たち自身の感情を活用し，患者さんとの有効な関係を築いていくことを助けるものです．例えば患者さんの絶望があなたに伝播し，その絶望を共有することによって，その患者さんとの関係が強

第11章　あなたの技術をさらなる高みへ

化されるというものです．

　通常の医学トレーニングでは感情インテリジェンスが焦点となることはありません．むしろこのような技術は「失敗から学ぶ」といったようなものとして扱われます．医学のトレーニングによって私たちは医学生物学的な知識や客観性を身につけることはできますが，感情インテリジェンスは「感傷的」というレッテルを貼られ，客観性を保つことの邪魔になるとして排除されてしまうのです．私たちは今までのトレーニングによって，感情は扱いづらい邪魔者として扱うように刷り込まれてきたのです．しかし本当は，感情インテリジェンスをもつことができれば，他の人と関わりその人を理解していく上で別次元の視点を得ることができるのです．感情インテリジェンスをもたないでいることは，言ってみれば掛け算の九九表を覚えないで計算をするようなものです．それなしでもやっていけますが，そのために時に——特にコミュニケーションにおいては——困難な状況に陥ってしまうことがあるのです．

　コミュニケーションスキルが磨かれ，あなたが成長していくにしたがって，感情インテリジェンスを向上させる必要性にも気付かされるでしょう．しかし，残念ながらそれは簡単に得られるものではありません．自分の感情を理解し，それをコントロールするための力を身につけていくことは本書の範疇を超えてしまっています．しかし，これだけはいうことができます．感情インテリジェンスはあなたの時間を投資するだけの価値があるということです．私たちは長年の時間をかけて，困難な話し合いのあとに自分たちがどう感じたのか，自分の感情がどの

ように自分の話し方に影響を与えたのか，そしてどのようにすれば自分の感情を建設的な方向に活用することができたのかを探求してきました．信頼する同僚に相談し，有能なセラピストを見つけ，そして信頼できる多くの人（医療者，患者，家族）からフィードバックをもらってきました．そのような努力を自分たちが払ってきて思うことは，私たちが心の底から尊敬する，超一流のコミュニケーターであり，医師であり，そして癒しの人でもある人々は皆，このような努力を地道に行ってきたということです．そう，一人の例外もなく．

コミュニケーションの達人とはどのような人なのか
——あなたが目指す像

　主要なコミュニケーションの技術を一通り習得したなら，あなたの会話における変化は患者さんにとって，そして同僚にとっても，一目瞭然なものになるでしょう．私たちのトレーニングを受けた参加者の一人は，学んだ技術を自分の患者さんに使ってみた経験を手紙で伝えてくれました．その彼女の患者さんは彼女を見上げて，喜びの表情でこう述べたといいます．「今まで誰一人として，こんな風に話をしてくれた先生はいませんでした」と．それは彼女にとって，努力が報われたと感じる瞬間でした．そのような瞬間をあなたも経験することができるのです．コミュニケーションの技術は，時を経るにしたがって，次第に板についてくるでしょう．というのもそのような技術を使うことで，あなたは多くのよいフィードバックを受ける

第 11 章　あなたの技術をさらなる高みへ

ことでしょうから．

　私たちが知る，超一級のコミュニケーションの達人たちは，多くの異なった種類のコミュニケーションのツールをもっていて，それらを使う場面をわきまえています．彼らはまた，個人の異なった性格を反映した独自のスタイルをもっているものです．ある人は冗談交じりなスタイルでしょうし，ある人は生真面目なスタイルでしょう．しかしスタイルは違えども，棒高跳びの達人がそれぞれ異なった飛び方で棒を飛び越えていくように，彼らは皆，障害を問題なく乗り越えていくのです．彼らは異なった様々な状況に対応できるように訓練されており，身の周りで起きていることに対して鋭い観察眼を持っています．ある研究によれば，どのような分野であれ達人と初心者は全くものの見方が異なるといいます．達人は詳細なことに気が付き，持っている知識が広く深い有機的な繋がりを有しており，その観察眼と知識とを状況に応じて活用することができるといいます．コミュニケーションの達人についても同様のことが言えるでしょう．

　さらに付け加えると，最上級レベルのコミュニケーションの達人は，あたかも話の枠組みを全くもっていないようにみえるものです．この本を読めば，その達人が駆使している個々の技術の多くを認識できるようになるでしょう．しかし彼らは時に，ロードマップに従っていないようにみえるのです．というのも彼らは，ロードマップのさらに先をいっているからです．そしてそれが本書における重要なポイントでもあります．つま

コミュニケーションの達人とはどのような人なのか

り，本書で紹介しているロードマップはいわば学習のための足場のようなもので，あなたが自分のスタイルを確立するまでの支えとなるように意図されたものなのです．経験を積んでいくに従って，これらのロードマップが不要になる日がくるかもしれません．それはあたかもビルの建築が終われば，足場が解体され取り外されるように．Jerome Groopman（訳者注：ハーバード大学内科教授で"How Doctors Think"の著者）は患者さんに対して使うためのたとえ話を準備することを説いていますが，それはまさにコミュニケーションが，ロードマップの範疇を超えた姿の一つの美しい例だといえるでしょう．

　最後に，コミュニケーションの達人たちは何かプラス・アルファの能力を持っているものであると付け加えておきましょう．彼らは患者さんを常に中心に考え，それでいて，自然体でいるようにみえるのです．そのような能力は様々な名前で呼ばれています．たとえば Rachel Remen（訳者注：P216参照）はそれを「そばにいること（presence）」と呼びますし，Cark Rogers（訳者注：アメリカの臨床心理学者）は「一致（congruence）」と呼びますし，Howard Brody（訳者注：テキサス大学家庭医療学教授）は「癒しの力（healer's power）」と呼びます．それらは誰の目にも明らかな能力なのですが，またおそらく，教科書を読むことによっては身につけることができないものなのです．それでもそのことに言及させてもらった理由は，それが臨床現場で鍵となる能力だからです．それは医師が医学的知識と全人的な視点を融合させるために必要なものなのです．

第 11 章　あなたの技術をさらなる高みへ

私を変えたフィードバック

　私は，自分のことを苛ついた気持ちにさせる患者さんに対応する際に，いつも上手くいかないという自覚がありましたが，それがなぜなのかよくわかりませんでした．そしてある日，心理士と一緒に回診をしていた際にそれはまた起きました．患者さんの一人が私のことをイラつかせ始めたのです．私は努めて丁重な態度を保ちましたが，彼女の怒りはさらに増すだけでした．そのできごとのあとに，私はその心理士に何か気づいたことはないかと尋ねました．すると彼女はこう指摘してくれました．私はイライラしてくると，丁重な態度を保つために逆に話すスピードが落ちるというのです．そしてそれが，患者さんに見下した印象を与えてしまうのではないかというのです．それからは怒ってイライラしていると感じる時には，自分の話すスピードに特別の注意を払い，できるだけ普通の会話のリズムを保つようにしました．すると，患者さん達は私に対して怒りを増すことがなくなったのです！

この章のポイント
　達人への道のりは一直線ではありません．それは，なめらかで直線的なプロセスというよりは，小さなステップアップの繰り返しであると心得ましょう．

ロードマップ一覧

第1章 あなたの技術を次の段階へ
● 大事な原則のロードマップ ································· 14
- 1-1. いつも患者さんの議題（agenda）から始める
- 1-2. 患者さんから得られる感情データ（emotion data）と認知データ（cognitive data）の双方に注意を払う
- 1-3. 患者さんとともに，一歩一歩確実に話を進めていく
- 1-4. 共感を明確に言葉にして伝える
- 1-5. 患者さんに対して何が「できないのか」を話し始める前に，何が「できるのか」について話す
- 1-6. 個々の医学的な介入について説明する前に，まずは大きな目標の全体像を話す
- 1-7. 少なくとも一度は，あなたの完全で献身的な注意を患者さんに対して向ける

第2章 幸先のよいスタートを切る
● 議題を決めるためのロードマップ ································· 28
- 2-1. 歓迎の挨拶を述べる
- 2-2. 患者さんが心配に思っていることを尋ねる
- 2-3. あなたが話し合いで取り上げたいと思っている事柄を説明する
- 2-4. 話し合いの議題を提案する
- 2-5. 議題の妥当性について尋ねる

ロードマップ一覧

第3章　悪い知らせについて話し合う
- 悪い知らせを話し合うためのロードマップ
  （6つのステップ：SPIKES） ……………………………………… 51
  - 3-1. Setup： 会話に備える
  - 3-2. Perception： 患者さんの理解を把握する
  - 3-3. Invitation： 本題に進む際に，患者さんの許可を得る
  - 3-4. Knowledge： 悪い知らせを伝える時は率直に
  - 3-5. Emotion： 患者さんの感情に対応する
  - 3-6. Summarize： 今後の予定をまとめる
- 感情に対して言葉を使って反応する（NURSE）／49
  - 1. Name： 　　　感情の名前を挙げる　「（痛みが辛くて）イライラされているようですね.」
  - 2. Understand： 理解を示す　「そのような痛みを経験されて，さぞ辛いでしょう.」
  - 3. Respect： 　敬意を示す　「そのような辛い頭痛があるにも関わらず……なんて，すごいですね.」
  - 4. Support： 　支持を示す　「私とその他のスタッフがいつでも……ために協力します.」
  - 5. Explore： 　掘り下げて聞く　「よかったらもう少し教えてもらえますか？」

第4章　治療の選択について話し合う
- どのように意思決定に関わりたいと思っているのかを話し合うためのロードマップ …………………………………… 70
  - 4-1. 話し合いに備える
  - 4-2. 何について決めなければならないのかを明らかにする
  - 4-3. どの程度意思決定に関わりたいのか，明確に尋ねる
  - 4-4. 医師と協力して決めたい，もしくは自分自身で決めたいという患者さんに，すべての選択肢を説明する

4-5. 医師に決めてもらいたいという患者さんに対して提案を述べる
4-6. 患者さんの理解を確認する
4-7. 決断を下すプロセスにどのように進みたいのかを確認する

第5章　予後について話し合う
● 話し合う内容を交渉するためのロードマップ ……………………… 82
○ 最初の質問 /83
　5-1. あなたはどの程度まで知りたいと思っていますか？
○ 詳しく知りたいという患者さんに対して　/84
　2a. 話し合いの内容を交渉する
　3a. 情報を与える
　4a. その知らせに対する患者さんや家族の反応をきちんと受け止める
　5a. 理解を確認する
○ 知りたくないという患者さんの場合　/93
　2b. 患者さんがなぜ知りたくないと思っているのか，その理由を聞き出して，それを理解するように努める
　3b. 患者さんの気持ちを認める
　4b. 将来，再度そのことについて尋ねてもいいかを聞く
　5b. 予後に関する情報によって現在の患者さんの判断が変わる可能性があるのか，個々のケースで考える
○ 相反する感情をもった患者さんに対して　/101
　2c. 相反する感情を言葉に出して指摘する
　3c. 話を聞くことと聞かないことの両者の利点と問題点について共に考えてみる
　4c. 患者さんが直面している困難な状況に対して理解を示す
　5c. ある内容を話し合うかを，それがもたらす結果と共に提示する

ロードマップ一覧

第6章　フォローアップでのありふれた会話のなかで
- あなたの臨床経験を活かして患者さんを導くためのロードマップ ……………… 111
    - 6-1. 患者さんが気にしている事柄や症状について，患者さんの視点を教えてもらう
    - 6-2. 問題に伴う感情的な面に対して共感を示す
    - 6-3. あなたの過去の臨床経験を話し，新たな可能性をさぐる
    - 6-4. 患者さんにとって，何か新たな収穫があったか考える

第7章　家族ミーティングを行う
- 家族ミーティングを行うにあたってのロードマップ ……………… 135
    - 7-1. 参加者を確認し，伝えたい内容の前準備をする
    - 7-2. 参加者の自己紹介を行い，話し合いの目的を確認する
    - 7-3. 家族の理解および希望を評価する
    - 7-4. 患者さんの容態について述べる
    - 7-5. 家族全員に質問や気になっていることがないか尋ねる
    - 7-6. 患者さんの価値観を探り，それを選択にどのように反映するべきかを考える
    - 7-7. 治療方針についての提案を行い，その折り合いをつける
    - 7-8. フォローアップの予定について明確に伝える

第8章　意見の対立に対処する
- 対立に対処するためのロードマップ ……………… 151
    - 8-1. 意見の不一致に気付く
    - 8-2. 決めつけにならないような話の始め方を探る
    - 8-3. 相手の言い分，懸念事項，視点に耳を傾けそれを受け入れる
    - 8-4. 対立が何に関するものであるかを同定し，その内容を共通の利益として述べる

8-5. 懸念事項を解決してくれるような選択肢をいくつか考える
8-6. その問題に関わっているすべての人の利益を満たすような選択肢を探る
8-7. すべての対立が解決できるとは限らないということを知っておく

第9章　終末期医療への移行
● 移行（transition）を話し合うためのロードマップ …………………… 173
9-1. 下準備をする
9-2. 患者さんや家族が病気の現状ときちんと理解できているか確認する
9-3. 次のステップを話し合うための心の準備ができているか確認する
9-4. 患者さんの価値観やゴールを浮かび上がらせるような，大きな視点の質問を投げかける
　　A. あなたにとって今一番大切なことは何ですか？
　　B. あなたはどのような望みを持っていますか？
　　C. 病院の外でのあなたの生活がどのようなものなのか教えてください
9-5. 決断を下すにあたって妨げになるような懸念事項を探る
　　A. 今一番心配していることは何ですか？
　　B. あなたにとって今最も辛いことは何ですか？　またあなたの家族にとって最も辛いことは？
9-6. 提案をしてもいいか尋ねる
9-7. 患者さんの目標に合致した新たな治療方針を提案する
9-8. あなたの提案に対するフィードバックをもらう

第10章　死ついて話し合う
● 心肺蘇生に関する意向について話し合うためのロードマップ …… 197
10-A1. なぜDNRオーダーについて話し合う必要があるのかを考える
10-A2. 患者さんの病気に関する理解と治療に対して求めているものを引き出す
10-A3. 医学的な現状に関する「大きな全体像」について話し合う

10-A4. 治療計画の一部として，DNR に関する提案を行う
10-A5. 感情に対応する
10-A6. 会話を記録に残し，オーダーを入力するということを患者さんに告げる

- 「さようなら」を伝えるためのロードマップ ……………………… 206
  10-B1. 適切な時間と場所を選ぶ
  10-B2. フォローアップはこれが最後になると告げる
  10-B3. 患者さんの反応を待ち，その反応によって患者さんの心理状態を探る
  10-B4. 別れの言葉を，感謝の言葉として表現する
  10-B5. 患者さんに返答するための時間を与える
  10-B6. 患者さんのケアにおける今後の自分の関与について明言する
  10-B7. その患者さんとの関わりを見返す

お礼の言葉

　私たち3人が共に働き出したのは，「Oncotalk」の研究費がおりた10年前のことでした．その時から，私たちはお互いに多くのことを学んできましたし，一人ではなし得なかったことを多くやり遂げてきました．私たちが分かち合ってきた情熱と喜びが，少しでもこの本を通じてあなたに伝われば幸いです．

　「Oncotalk」の協力者である Walter Baile と Kelly Fryer-Edwards に感謝しています．両者は私たちのアイディアにより磨きをかけてくれましたし，彼らの専門的な知識を共有し，また素晴らしい友人でいつづけてくれました．「Oncotalk」に参加してくれた腫瘍内科フェローたち，そして模擬患者の皆さん（特に Jeannie Walla）にもありがとうございます．

　このような類の本を書く唯一の方法は，臨床の現場で自分たちのアイディアを実際に使ってみることです．私たちはどうすればうまくいくのか（そしてどうするとうまくいかないのか）を患者さんから教わってきました．私たちは，彼らの人生にたずさわれたことを大変光栄に思っています．

　私たちの仕事は the National Cancer Institute, National Institutes of Health, Project on Death in America, Veterans Health Administration, Lance Armstrong Foundation, the Robert Wood Johnson Foundation からの援助を受けてきました．

　私たちは多くの素晴らしい仲間たちに恵まれてきました．彼らから鼓舞され，支えられてきました．私たち全員から Kathleen Foley, Susan Block, Diane Meier, Sean Morrison, Tim Quill に感謝を述べたいと思います．

　Anthony Back は以下の人たちに感謝の意を込めて深く頭を下げたいと思います．Rob Shochet, Jay Cravew, Bob Pearlman, Judith Gordon, Rachel Remen, Joan Halifax, Erika Goldstein.

　Robert Arnold は以下の人たち（団体）から非常に大きな恩を受けてきました．

お礼の言葉

the American Academy of Communication in Health Care, David Kern, Laurel Milberg, Gary Fischher, Bill Cohen.

　James Tulsky は以下の人たちからの友情とあたたかい指導に恩義を感じています．Bernie Lo, Karen Steinhauser, Kathryn Pollak, Harvey Cohen, Tony Galanos, Jodi Clipp, Steven Sager.

　Russell Jones, Joanne Suffoletto, James Lynch, Lisa Marr, Vida Almario, Eric Safyan は本書の下書きに対して素晴らしいフィードバックをくれました．Debbie Seltzer は私たちの文体に素晴らしい手を加えてくれました．

　最後に，私たちの仕事に不可欠であったその他の多くの人たちに深い感謝と愛情を捧げたいと思います．そして大変な忍耐をもって私たちを支持し続けてくれた Ted Nancy と Ilana に感謝の意を表して，本書を締めくくりたいと思います．

原著参考文献一覧

●第2章

Coulehan, J.L. et al., "Let me see if i have this right...": words that help build empathy. *Ann Intern Med*, 2001, 135(3): 221-7.

Epstein, R.M., Mindful practice. *JAMA*, 1999, 282(9): 833-9.

Graugaard, P.K. et al., Changes in physician-patient communication from initial to return visits: a prospective study in a haematology outpatient clinic. *Patient Educ Couns*, 2005, 57(1): 22-9.

Silverman, J., S.M. Kurtz, and J. Draper, *Skills for Communicating with Patients*. Radcliffe Medical Press, Oxford, 2005.

Suchman, A.L. et al., A model of empathic communication in the medical interview. *JAMA*, 1997, 277(8): 678-82.

●第3章

Baile, W.F. et al., SPIKES - a six-step protocol for delivering bad news: application to the patient with cancer. *Oncologist*, 2000, 5(4): 302-11.

Barclay, J.S., L.J. Blackhall, and J.A. Tulsky, Communication strategies and cultural issues in the delivery of bad news. *J Palliat Med*, 2007, 10(4): 958-77.

Delbanco, T. and S.K. Bell, Guilty, afraid, and alone - struggling with medical error. *N Engl J Med*, 2007, 357(17): 1682-3.

Eggly, S. et al., Discussing bad news in the outpatient oncology clinic: rethinking current communication guidelines. *J Clin Oncol*, 2006, 24(4): 716-9.

Friedrichsen, M.J., P.M. Strang, and M.E. Carlsson, Breaking bad news in the transition from curative to palliative cancer care - patient's view of the doctor giving the information. *Support Care Cancer*, 2000, 8(6): 472-8.

Parker, P.A. et al., Breaking bad news about cancer: patients' preferences for communication. *J Clin Oncol*, 2001, 19(7): 2049-56.

Ptacek, J.T. et al., Breaking bad news to patients: physicians' perceptions of the process. *Support Care Cancer*, 1999, 7(3): 113-20.

●第4章

Ariely, D., *Predictably Irrational: The Hidden Forces that Shape Our Decisions*. HarperCollins, New York, 2008.

Epstein, R.M., B.S. Alper, and T.E. Quill, Communicating evidence for participatory decision making. *JAMA*, 2004, 291(19): 2359-66.

原著参考文献一覧

Groopman, J., *How Doctors Think*. Mariner Books, Boston, 2008.
Harrington, S.E. and T.J. Smith, The role of chemotherapy at the end of life: "when is enough, enough?" *JAMA*, 2008, 299(22): 2667–78.
Lidz, C.W. et al., Barriers to informed consent. *Ann Intern Med*, 1983, 99(4): 539–43.
Smith, T.J., Tell it like it is. *J Clin Oncol*, 2000, 18(19): 3441–5.
Sox, H., M.A. Blatt, M.C. Higgins, and K.I. Marton, *Medical Decision Making*. American College of Physicians, Philadelphia, 2006.

● 第 5 章

Back, A.L., R.M. Arnold, and T.E. Quill, Hope for the best, and prepare for the worst. *Ann Intern Med*. 2003, 138(5): 439–43.
Butow, P.N. et al., Communicating prognosis to patients with metastatic disease: what do they really want to know? *Support Care Cancer*, 2002, 10(2): 161–8.
Christakis, N.A., *Death Foretold: Prophecy and Prognosis in Medical Care*. University of Chicago Press, Chicago, 2001.
Mack, J.W. et al., Hope and prognostic disclosure. *J Clin Oncol*, 2007, 25(35): 5636–42.
Quill, T.E., R.M. Arnold, and F. Platt "I wish things were different": expressing wishes in response to loss, futility, and unrealistic hopes. *Ann Intern Med*, 2001, 135(7): 551–5.
The, A.M. et al., Collusion in doctor–patient communication about imminent death: an ethnographic study. *BMJ*, 2000, 321(7273): 1376–81.

● 第 6 章

Charon, R., *Narrative Medicine: Honoring the Stories of Illness*. Oxford University Press, New York, 2008.
Frank, A., *At the Will of the Body*. Mariner Books, Boston, 2002.
Hewitt, M., S. Greenfield and E. Stovall eds., *From Cancer Patient to Cancer Survivor: Lost in Transition*. The National Academies Press, Washington, D.C., 2005.
Kleinman, A., *The Illness Narratives: Suffering, Healing and the Human Condition*. Basic Books, New York, 1989.
Rowlasnd, J.H. and K.M. Bellizzi, Cancer survivors and survivorship research: a reflection on today's successes and tomorrow's challenges. *Hematol Oncol Clin North Am*, 2008, 22(2): 181–200.

● 第 7 章

Goold, S.D., B. Williams, and R.M. Arnold, Conflicts regarding decisions to limit treatment: a differential diagnosis. *JAMA*, 2000, 283(7): 909–14.
Hammond, S.A., *Thin Book of Appreciative Inquiry*. Thin Book Publishing Company, Bend, Oregon, 1998.
Lautrette, A. et al., A communication strategy and brochure for relatives of patients dying in

原著参考文献一覧

the ICU. *N Engl J Med*, 2007, 356(5): 469–78.

McDonagh, J.R. et al., Family satisfaction with family conferences about end-of-life care in the intensive care unit: increased proportion of family speech is associated with increased satisfaction. *Crit Care Med*, 2004, 32(7): 1484–8.

Spiegel, D. and C. Classen, *Group Therapy for Cancer Patients: A Research-Based Handbook of Psychosocial Care*. Basic Books, New York, 2000.

Torke, A.M. et al., The physician-surrogate relationship. *Arch Intern Med*, 2007, 167(11): 1117–21.

● 第 8 章

Abbott, K.H. et al., Families looking back: one year after discussion of withdrawal or withholding of life-sustaining support. *Crit Care Med*, 2001, 29(1): 197–201.

Back, A.L. and R.M. Arnold, Dealing with conflict in caring for the seriously ill: "it was just out of the question." *JAMA*, 2005, 293(11): 1374–81.

Dugan, D.O., Praying for miracles: practical responses to requests for medically futile treatments in the ICU setting. *HEC Forum*, 1995, 7(4): 228–42.

Fisher, R., B.M. Patton, and W.L. Ury, *Getting to Yes: Negotiating Agreement Without Giving In*. Houghton Mifflin, 1992.

Kahn, M.C., Understanding and engaging the hostile patient. *Mayo Clin Proc*, 82(12): 1532–4.

Philip, J. et al., Anger in palliative care: a clinical approach. *Intern Med J*, 2007, 37(1): 49–55.

Pisetsky, D.S., Doing everything. *Ann Intern Med*, 1998, 128(10): 869–70.

Stone, D., B. Patton, and S. Heen, *Difficult Conversations: How to Discuss What Matters Most*. Penguin Books, New York, 2000.

● 第 9 章

Meier, D.E., A.L. Back, and R.S. Morrison, The inner life of physicians and care of the seriously ill. *JAMA*, 2001, 286(23): 3007–14.

Pollak, K.I. et al., Oncologist communication about emotion during visits with patients with advanced cancer. *J Clin Oncol*, 2007, 25(36): 5748–52.

Quill, T.E., R.M. Arnold, and F. Platt, "I wish things were different": expressing wishes in response to loss, futility, and unrealistic hopes. *Ann Intern Med*, 2001, 135(7): 551–5.

Rabinowitz, T. and R. Peirson, "Nothing is wrong, doctor": understanding and managing denial in patients with cancer. *Cancer Invest*, 24(1): 68–76.

Reinke LF, et al. Transitions regarding palliative and end-of-life care in severe chronic obstructive pulmonary disease or advanced cancer: themes identified by patients, families, and clinicians. J Palliat Med. 2008(4): 601–9.

Schofield P, et al. Would you like to talk about your future treatment options'? Discussing the transition from curative cancer treatment to palliative care. Palliat Med. 2006; 20(4): 397–406.

原著参考文献一覧

● 第 10 章

Back, A.L. et al., On saying goodbye: acknowledging the end of the patient–physician relationship with patients who are near death. *Ann Intern Med*, 2005, 142(8): 682–5.

Block, S.D., Perspectives on care at the close of life. Psychological considerations, growth, and transcendence at the end of life: the art of the possible. *JAMA*, 2001, 285(22): 2898–905.

Casarett, D.J. and T.E. Quill, "I'm not ready for hospice": strategies for timely and effective hospice discussions. *Ann Intern Med*, 2007, 146(5): 443–9.

Maciejewski, P.K. et al., An empirical examination of the stage theory of grief. *JAMA*, 2007, 297(7): 716–23.

Prigerson, H.G. and S.C. Jacobs, Perspectives on care at the close of life. Caring for bereaved patients: "all the doctors just suddenly go." *JAMA*, 2001, 286(11): 1369–76.

Quill, T.E. and C.K. Cassel, Nonabandonment: a central obligation for physicians. *Ann Intern Med*, 1995, 122(5): 368–74.

Shanafelt, T., A. Adjei, and F.L. Meyskens, When your favorite patient relapses: physician grief and well-being in the practice of oncology. *J Clin Oncol*, 2003, 21(13): 2616–9.

Tomlinson, T. and H. Brody, Ethics and communication in do–not–resuscitate orders. *N Engl J Med*, 1988, 318(1): 43–6.

von Gunten, C.F., Discussing do–not–resuscitate status. *J Clin Oncol*, 2003, 21(9 Suppl): 20s–5s.

● 第 11 章

Balint, M., *The Doctor, His Patient, and the Illness*. Churchill Livingstone, New York, 2000.

Bransford, J., A.L. Brown, and R.R. Cocking, eds., *How People Learn: Brain, Mind, Experience, and School*. National Academy Press, Washington, D.C., 2000.

Goleman, D., *Social Intelligence: The New Science of Human Relationships*. Bantam Books, New York, 2007.

Groopman, J., *The Measure of Our Days: A Spiritual Exploration of Illness*. Penguin, 1998.

Hunter, K., *Doctors' Stories: The Narrative Structure of Medical Knowledge*. Princeton University Press, Princeton, 1993.

Leiter, M.P. and C. Maslach *Banishing Burnout: Six Strategies for Improving Your Relationship with Work*. Jossey-Bass, San Francisco, 2005.

Platt, F.W. and G.H. Gordon, *Field Guide to the Difficult Patient Interview*. Field Guide Series. Lippincott Williams & Wilkins, Philadelphia, 2004.

Silverman, J., S.M. Kurtz, and J. Draper, *Skills for Communicating with Patients*. Radcliffe Medical Press, Oxford, 2005.

索　引

■ あ
相反する感情	101
移行	169
意思決定	67, 70
意思決定を助けるための自己補助法	76
一致	225
異文化交流的な側面	13
癒しの力	225
医療過誤	63
インターネット	8, 68, 154
炎症性乳がん	119
大きな全体像	172, 173, 175, 182, 192, 198
オンコトーク	3

■ か
〜があればよかった	121
家族	126
家族ミーティング	125, 135
関係中心主義	13
患者さんが求めていると思われるもの	139
患者中心主義	13
感情	46
感情インテリジェンス	221
感情データ	14, 16
完全な医師中心の意思決定	70
完全な患者さん中心	70
議題	14, 22
議題を決めるためのロードマップ	28

機能的 MRI	47
共感	47
共感的な言葉	86
共通の利益	148, 154, 157, 167
共同意思決定	12
クローン病	122
現実主義者	81
権力構造	159
コアバリュー	166
抗がん剤	113
コーピング	109
告知	40
告知をする	40
コミュニケーションの達人	223, 224
コミュニケーションの不具合	33

■ さ
罪悪感	134, 159
最善を望み，最悪に備えよ	201, 204
在宅酸素療法	116
最良	155
ささいな会話	108
サバイバーシップ	116
視覚的な補助法	77
死のプロセス	179
社会インテリジェンス	221
重篤な外来疾患	109
譲歩	185
植物状態	179
自律	177

239

索　引

自立性	60
死を否定する文化	193
信仰	98
心的外傷後ストレス障害	133
心肺蘇生	171, 190, 203, 212
信頼関係	32
スタイル	224
ストーリー	109, 153, 216
セラピスト	109
全体像	15
双方向性のもの	13
そばにいること	225

■ た

大腸がん	113
代理意思決定人	131, 132, 146
対立	7, 147, 149
治療の選択	66
でも	156
統計データ	69, 76, 80, 82, 85, 97
逃避主義者	81
道理のかなった人	150

■ な

逃げるか，それとも戦うか	41
認知	46
認知データ	14, 16

■ は

パンドラの箱	59
非言語的	50
否認	186
非ホジキンリンパ腫	42
フィードバック	19, 106, 124, 146, 218, 223
夫婦喧嘩	152
不確実性	122
補助化学療法	113
ホスピス	180, 186, 200, 203, 204, 209, 210

■ ま

魔物のような患者	219
短い要約	76
ミラーニューロン	59
燃え尽き症候群	1

■ や

病の国	39
よい患者さん	50
予後に関する情報	80
予後について話す	79

■ ら

楽観主義者	81
ラポール	32
ロードマップ	2
録音	77

■ わ

別れの言葉	204, 206, 207, 210, 211, 212, 213
悪い知らせについて話し合う	40

■ A〜I

agenda	14
Anne Lamott	21
autonomy	60, 177
avoider	81
breaking bad news	40

索 引

cognition	46
cognitive data	14, 16
conflict	147
congruence	225
consumerist	70
COPD	116
coping	109
CPR	171, 192, 193, 197
denial	186
DNR オーダー	190, 191, 197
Douglas Stone	153, 167
Elisabeth Kubler-Ross	194
emotion	46
emotion data	14, 16
emotional intelligence	221
empathy	47
explore	49
flight or fight	41
functional MRI	47
healer's power	225
Hope for the best, prepare for the worst	201, 204
Howard Brody	225
I wish 〜	121

■ J〜Q

Jerome Groopman	225
Kathleen Foley	193
Lance Armstrong	193
LDH	42
mirror neuron	59
Name	49

NURSE	49, 112
Oncotalk	170
optimist	81
outpatient serious illness	109
paternalistic	70
patient-centered	13
presence	225
PSA	110
PTSD	133

■ R〜W

Rachel Remen	216, 225
Randall Curtis	144
realist	81
relationship-centered	13
respect	49
Robert Backman	51
shared decision making	12
social intelligence	221
SOLER	50
SPIKES	51
support	49
survivorship	116
talking about serious news	40
the art of the possible	179
the country of illness	39
Tom Smith	76
transition	169
understand	49
VALUE	144
Walter Baile	51

〔訳者略歴〕

植村　健司
うえむら　たけし

2008年富山大学医学部卒業．内科医として地域医療に従事する中で日本の病気中心・延命主義の高齢者医療に疑問を感じ，老年科・緩和ケアを学ぶべく渡米．2013-16年：ベス・イスラエル病院（ニューヨーク市）内科レジデント．2016-18年：マウント・サイナイ病院（同市）老年・緩和医療科フェロー．2018年よりハワイ大学ファカルティプラクティス（ホノルル市）老年科助教．2021年よりメリーランド大学医学部老年・緩和ケア科助教．Islands Hospice 在宅緩和ケアプログラム・メディカルディレクター兼任．コミュニケーションスキルと多職種チームを駆使し，各人の価値観に合わせた全人的医療を提供することを目指している．米国内科/老年科/ホスピス・緩和医療科専門医．日本内科認定医．

米国緩和ケア医に学ぶ
べいこくかんわいまな
医療コミュニケーションの極意
いりょう　　　　　　　　　　　　　　　　　　　　　　　　　ごくい
Ⓒ

発　行	2018年5月30日	初版1刷
	2020年4月1日	初版2刷
	2022年5月20日	初版3刷

著　者　Anthony Back
　　　　Robert Arnold
　　　　James Tulsky

訳　者　植　村　健　司
　　　　うえ　むら　たけ　し

発行者　株式会社　中外医学社
　　　　代表取締役　青　木　　　滋

〒162-0805　東京都新宿区矢来町62
電　話　　（03）3268-2701（代）
振替口座　　00190-1-98814番

印刷・製本/三和印刷（株）　　　　　　　＜HI・YK＞
ISBN978-4-498-05724-1　　　　　　　Printed in Japan

JCOPY　＜(株)出版者著作権管理機構 委託出版物＞
本書の無断複製は著作権法上での例外を除き禁じられています．
複製される場合は，そのつど事前に，(社)出版者著作権管理機構
（電話 03-5244-5088，FAX 03-5244-5089，e-mail: info@jcopy.
or.jp）の許諾を得てください．